The Pocket Doctor : Obstetrics and Gynecology

妇产科临床决策图解指南

〔印〕里沙·萨克塞纳　编著
瞿全新　刘　荣　译

U0339287

天津出版传媒集团

天津科技翻译出版有限公司

著作权合同登记号：图字：02-2014-511

图书在版编目（CIP）数据

妇产科临床决策图解指南/（印）里沙·萨克塞纳（Richa Saxena）编著；瞿全新，刘荣译.—天津：天津科技翻译出版有限公司，2017.1
书名原文：The Pocket Doctor：Obstetrics and Gynecology
ISBN 978-7-5433-3618-6

Ⅰ.①妇… Ⅱ.①里… ②瞿… ③刘… Ⅲ.①妇产科病－诊疗－指南 Ⅳ.①R71-62

中国版本图书馆CIP数据核字（2016）第147905号

Richa Saxena
The Pocket Doctor: Obstetrics and Gynecology
ISBN 978-93-5090-701-6
Copyright © 2013 by Jaypee Brothers Medical Publishers（P）Ltd. All rights reserved.
Originally published in India by Jaypee Brothers Medical Publishers（P）Ltd.
Chinese （in simplified character only） translation rights arranged with Jaypee Brothers Medical Publishers（P）Ltd. through McGraw-Hill Education（Asia）.

本书封面贴有McGraw-Hill Education公司防伪标签，无标签者不得销售。版权所有，侵权必究。

授权单位：Jaypee Brothers Medical Publishers（P）Ltd.
出　　版：天津科技翻译出版有限公司
出 版 人：刘 庆
地　　址：天津市南开区白堤路 244 号
邮政编码：300192
电　　话：(022)87894896
传　　真：(022)87895650
网　　址：www. tsttpc.com
印　　刷：天津市银博印刷集团有限公司
发　　行：全国新华书店
版本记录：635×940　32开本　5.75印张　70千字
　　　　　2017年1月第 1 版　 2017年1月第 1 次印刷
　　　　　定价：45.00元

（如发现印装问题，可与出版社调换）

中译本前言

　　《妇产科临床决策图解指南》一书以全新的简约风格涵盖了妇产科常见病、多发病的临床诊疗方案，这种以大量色彩丰富的流程图、形象化的图片、简洁而重点突出的表格等为特点的编排方式不仅便于年轻医生对妇产科疾病的学习，也有利于医生快速掌握妇产科疾病的诊断、鉴别诊断及疾病不同发展阶段所需的不同治疗方法，更重要的是有助于训练临床医生缜密、系统而全面的逻辑思维，掌握统一的诊疗标准，规范医生的诊疗行为，从而提高整体医疗质量。因此，本书是一册妇产科医生、实习医生及医学院校学生、研究生等重要的临床学习参考用书。

前言

　　该书为Jaypee出版公司出版的"临床医生必备口袋书"系列丛书之一，汇集了近150个有循证依据的诊治方案。在这个循证医学时代，该书将为临床医生提供非常有益的帮助。书中将一系列诊治方案按步骤结合明确的说明与标准化、共识及循证等方式进行编排，便于医生参考学习。该书是妇产科教科书的有益补充，有助于繁忙的临床医生在患者诊疗中形成有序、简明而实用的方法。全书内容编排采取全新的风格，力求易于理解和掌握，而非追求繁文赘述。流程图采用了大量彩色照片与插图。为了确保流程图能够提供完整信息，特别在流程图中添加了彩色框，囊括了流程图所提供的内容。为了确保每一章都以简洁方式涵盖所有相关内容，除了流程图与图片外，还添加了表格。在临床医疗中，这些诊治流程将有助于提高整体医疗标准，确保统一的患者管理。该书是一本便于携带的速查手册，为妇产科住院医生、执业医生及全科医生提供了很好的参考信息。

里沙·萨克塞纳

缩略语

1. ABC—气道、呼吸及循环
2. AC—腹围
3. ACIS—原位腺癌
4. ACTH—促肾上腺皮质激素
5. AFI—羊水指数
6. AGE—糖基化终产物
7. AFV—羊水量
8. AGUS—未明确意义的非典型腺细胞
9. APH—产前出血
10. ARM—人工破膜
11. ASCUS—未明确意义的非典型鳞状上皮细胞
12. AUB—异常子宫出血
13. β hCG—β 人绒毛膜促性腺激素
14. BP—血压
15. BPP—生物物理评分
16. BSO—双侧输卵管 - 卵巢切除术
17. CBC—全血细胞计数
18. CIN—宫颈上皮内瘤样病变
19. CPD—头盆不称
20. CST—宫缩应激试验
21. CTG—胎心宫缩监护
22. D & C—宫颈扩张与刮宫
23. DES—己烯雌酚
24. DIC—弥散性血管内凝血
25. DIT—二碘甲状腺原氨酸
26. DFMC—每日胎动计数
27. DHEA—脱氢表雄酮
28. DHEAS—硫酸脱氢表雄酮
29. DUB—功能失调性子宫出血
30. ECV—胎头外倒转术
31. ESR—红细胞沉降率
32. EP—异位妊娠
33. FEV—用力呼气量
34. FHS—胎心率
35. FSH—促卵泡激素
36. FT_4—游离 T_4
37. GDM—妊娠期糖尿病

38. GnRH—促性腺激素释放激素
39. hCG—人绒毛膜促性腺激素
40. hMG—人绝经期促性腺激素
41. HPV—人乳头瘤病毒
42. HRT—激素替代治疗
43. HSIL—高级别鳞状上皮内病变
44. IUCD—宫内节育器
45. IUD—胎死宫内
46. IUI—子宫内授精
47. IUGR—胎儿宫内发育迟缓
48. KFT—肾功能试验
49. LFT—肝功能试验
50. LH—黄体生成素
51. LSIL—低级别鳞状上皮内病变
52. MAC—多药化疗
53. MCA—大脑中动脉
54. MCHC—平均红细胞血红蛋白浓度
55. MCV—平均红细胞体积
56. MIT—单碘甲状腺原氨酸
57. MS—二尖瓣狭窄
58. NST—无应激试验
59. OCP—口服避孕药
60. OHSS—卵巢过度刺激综合征
61. PBMV—经皮二尖瓣球囊扩张术
62. PCOS—多囊卵巢综合征
63. PEFR—峰值呼气流速
64. PFT—肺功能检查
65. PGI_2—前列环素
66. PI—搏动指数
67. PID—盆腔炎
68. PIH—妊娠诱发的高血压
69. PMS—经前期综合征
70. POG—妊娠期
71. PPH—产后出血
72. PROM—胎膜早破
73. PS—外周血涂片
74. PSV—收缩期峰值流速

75. rFSH—重组尿促卵泡素
76. RI—阻力指数
77. ROM—胎膜破裂
78. ROS—活性氧
79. S/D 比值—收缩压 / 舒张压比值
80. SIS—盐水灌注超声造影检查
81. SLE—系统性红斑狼疮
82. T_3—三碘甲状腺原氨酸
83. T_4—甲状腺素
84. TAH—经腹全子宫切除术
85. TAS—经腹超声检查

86. TIBC—总铁结合力
87. TBG—甲状腺结合球蛋白
88. TSH—促甲状腺激素
89. TVS—经阴道超声检查
90. TXA_2—血栓素 A_2
91. UA—脐动脉
92. UAE—子宫动脉栓塞术
93. UGF—泌尿生殖道瘘
94. UFSH—普通的促卵泡激素
95. VBAC—剖宫产后经阴道分娩
96. VVF—膀胱阴道瘘

目　录

第1部分　产科学

第1篇　产前处理

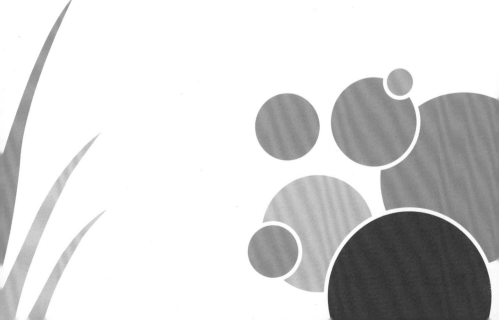

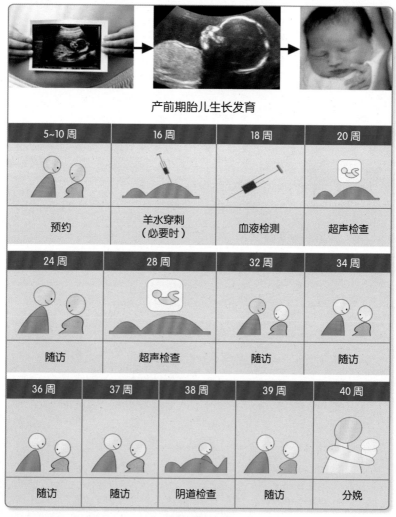

产前期胎儿生长发育

5~10 周	16 周	18 周	20 周
预约	羊水穿刺（必要时）	血液检测	超声检查

24 周	28 周	32 周	34 周
随访	超声检查	随访	随访

36 周	37 周	38 周	39 周	40 周
随访	随访	阴道检查	随访	分娩

产前检查时间表

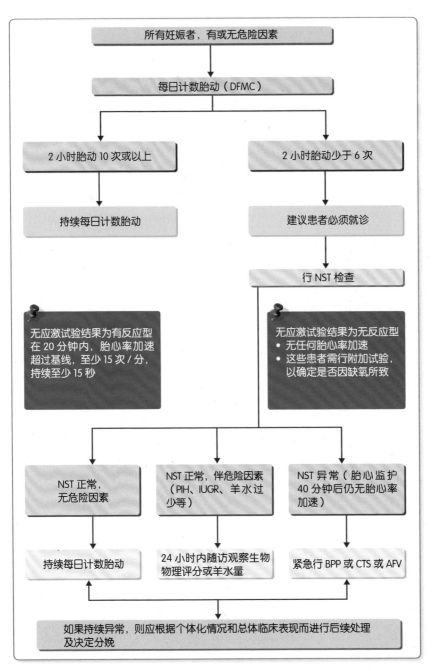

流程图 1.1　产前胎儿监测流程

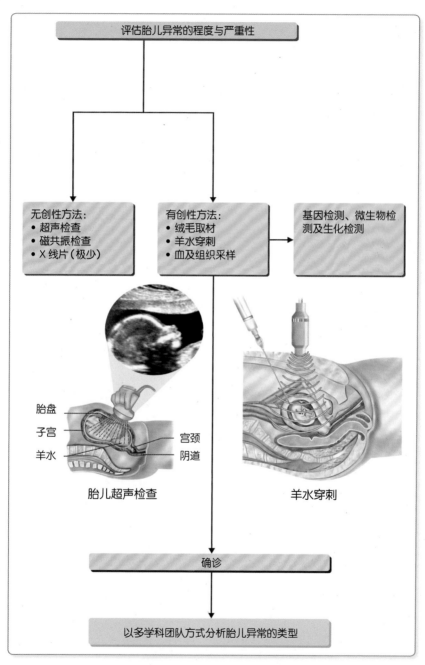

流程图 1.2   胎儿异常的产前诊断

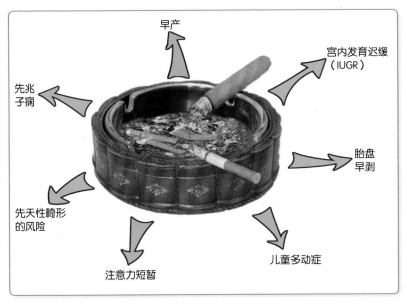

早产

宫内发育迟缓
（IUGR）

先兆
子痫

胎盘
早剥

先天性畸形
的风险

注意力短暂

儿童多动症

流程图 2.1　妊娠期吸烟的不良影响

妊娠期吸烟对孕妇和胎儿的影响

孕妇	胎儿
先兆子痫及胎盘早剥	低出生体重儿（早产及宫内生长受限）
异位妊娠	先天性畸形风险
流产	注意力短暂及多动症
胎盘附着异常导致前置胎盘	智商及认知能力下降
阴道出血	儿童期发育及行为异常
抑制泌乳	

妊娠期吸烟对孕妇和胎儿的不良影响

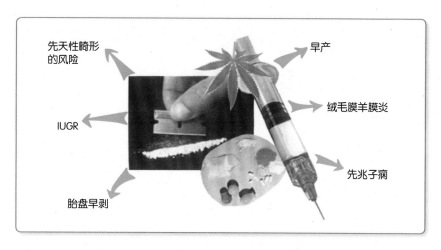

流程图 2.2 　与妊娠期吸毒有关的孕妇和胎儿并发症

各种常用毒品分类

毒品分类	举例	主要影响
中枢神经系统兴奋剂	安非他明、可卡因、甲基苯丙胺和哌醋甲酯（利他林®）	对中枢神经系统有兴奋作用
中枢神经系统抑制剂	巴比妥类药物（异戊巴比妥、戊巴比妥、司可巴比妥）、地西泮（安定®、劳拉西泮®、阿普唑仑®）、水合氯醛、乙醇、γ－羟基丁酸等	抑制中枢神经系统，有镇静（导致嗜睡）及减少焦虑的作用
致幻剂	麦角酰二乙酰胺、脱磷酸裸盖菇素、裸盖菇素（迷幻蘑菇）和摇头丸	有迷幻特性，可导致幻觉
鸦片与麻醉药	海洛因、鸦片、可待因、哌替啶（哌替啶®）、氢吗啡酮（二氢吗啡酮®）、羟考酮等	有镇静作用，是较强的镇痛药，还可产生欣快感
四氢大麻酚	大麻烟、大麻麻醉剂、大麻油	主要作用是放松，但也可导致焦虑及偏执行为

根据化学组成及其产生的作用对各种常用毒品进行分类

Source: US National Institute on Drug Abuse (NIDA) (2007). Commonly abused drugs. National Institute on Drug Abuse. [Online] Available from http://www.nida.nih.gov/DrugPages/DrugsofAbuse. html [Accessed Dec, 2012]

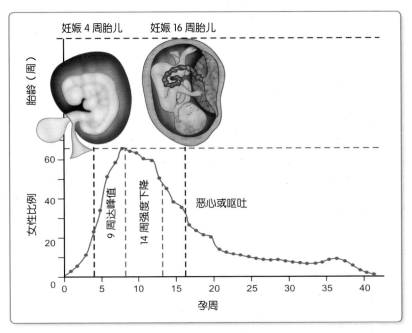

妊娠期孕吐表现方式

妊娠期孕吐

孕吐是指多数孕妇常出现的恶心、呕吐，通常很轻微，是一种自限性表现。孕吐多发生在妊娠第4~7周，妊娠第9周时表现最为明显，至妊娠14~16周时明显减轻。通常在妊娠中期时症状消失。孕吐严重者称为妊娠剧吐，需要治疗。

妊娠期孕吐的定义

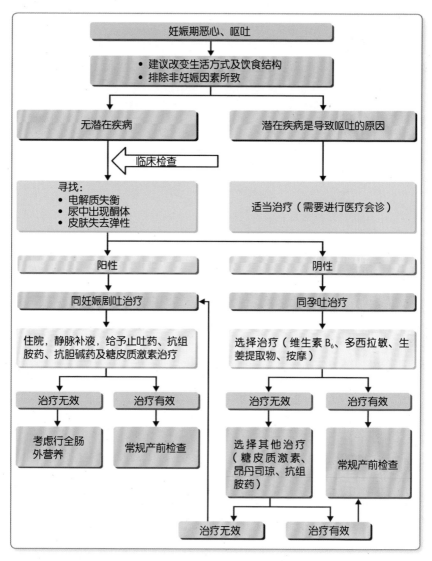

流程图 3.1　妊娠期恶心、呕吐患者的评估与处理

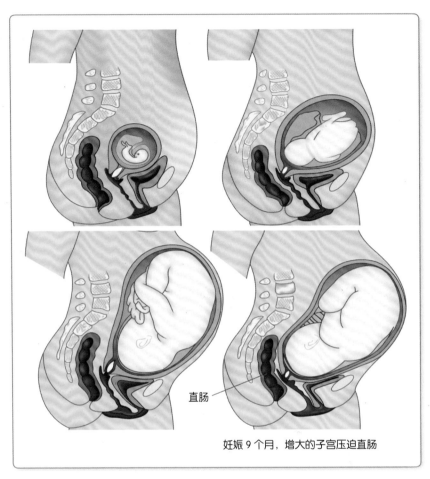

妊娠 9 个月，增大的子宫压迫直肠

直肠

妊娠期便秘的形成

妊娠期便秘的原因
- 循环中孕激素水平增加，平滑肌松弛，特别是在妊娠中期及晚期
- 体力活动减少
- 妊娠后期，增大的子宫压迫直肠，从而导致便秘（如上图所示）

妊娠期便秘发生原因

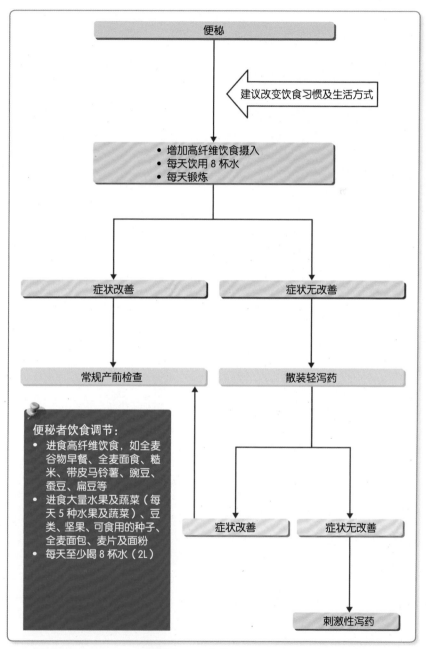

流程图 3.2　产前便秘的处理

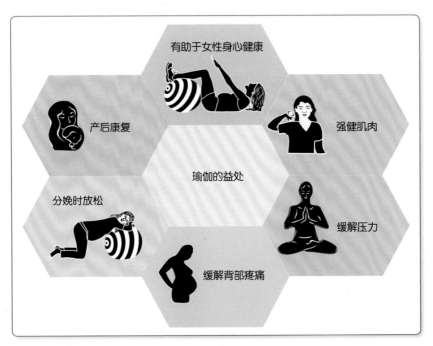

流程图 3.3 妊娠期锻炼的益处

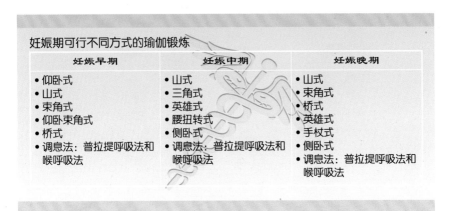

妊娠期可行不同方式的瑜伽锻炼		
妊娠早期	**妊娠中期**	**妊娠晚期**
• 仰卧式 • 山式 • 束角式 • 仰卧束角式 • 桥式 • 调息法：普拉提呼吸法和喉呼吸法	• 山式 • 三角式 • 英雄式 • 腰扭转式 • 侧卧式 • 调息法：普拉提呼吸法和喉呼吸法	• 山式 • 束角式 • 桥式 • 英雄式 • 手杖式 • 侧卧式 • 调息法：普拉提呼吸法和喉呼吸法

妊娠期锻炼的益处

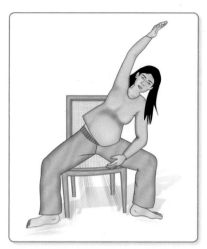

三角式

腰扭转式

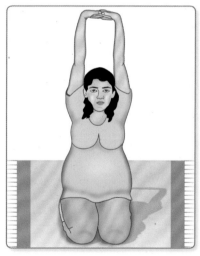

英雄式

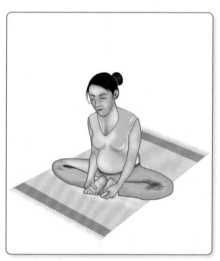

束角式

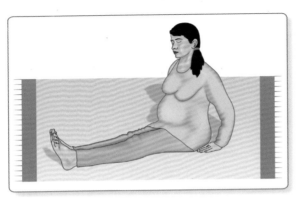

手杖式

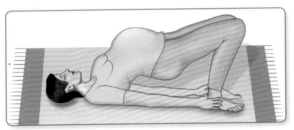

桥式

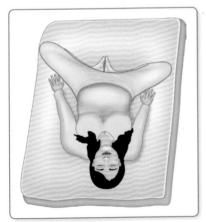

仰卧束角式

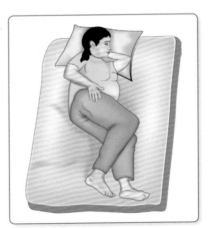

侧卧式

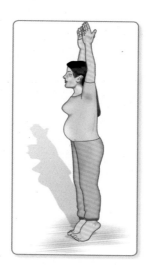

山式

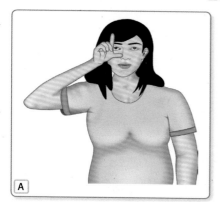
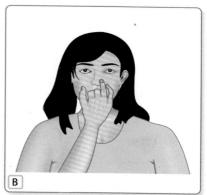

普拉提呼吸法

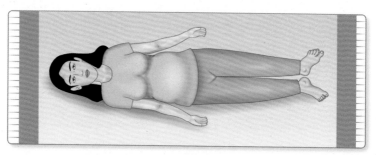

仰卧式

第1部分 产科学

第2篇 胎先露异常

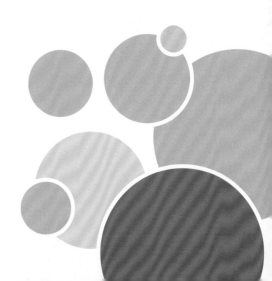

第4章　臀先露

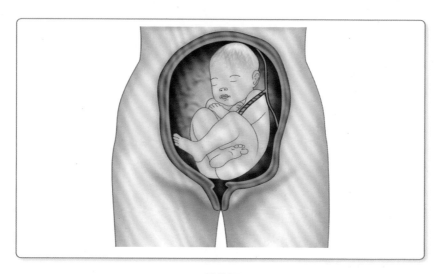

臀先露

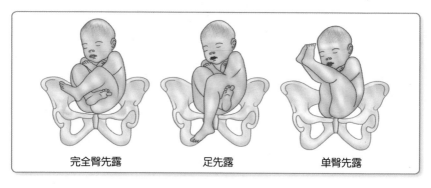

完全臀先露　　　　　足先露　　　　　单臀先露

不同类型的臀先露

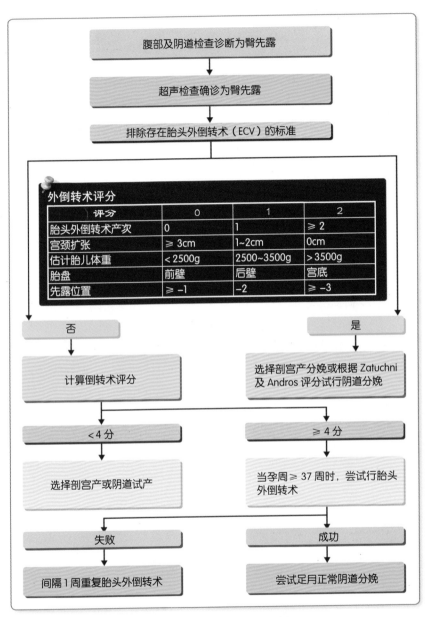

流程图 4.1　臀先露的处理选择

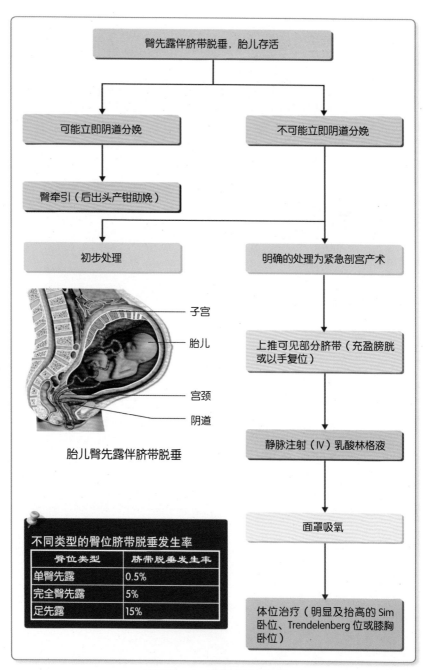

臀先露伴脐带脱垂，胎儿存活

可能立即阴道分娩

不可能立即阴道分娩

臀牵引（后出头产钳助娩）

初步处理

明确的处理为紧急剖宫产术

子宫
胎儿
宫颈
阴道

胎儿臀先露伴脐带脱垂

上推可见部分脐带（充盈膀胱
或以手复位）

静脉注射（Ⅳ）乳酸林格液

面罩吸氧

不同类型的臀位脐带脱垂发生率	
臀位类型	脐带脱垂发生率
单臀先露	0.5%
完全臀先露	5%
足先露	15%

体位治疗（明显及抬高的 Sim
卧位、Trendelenberg 位或膝胸
卧位）

流程图 4.2　脐带脱垂的处理

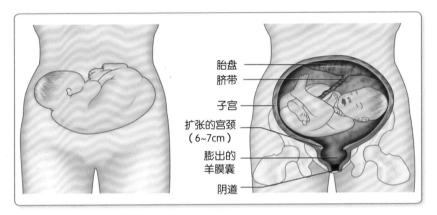

胎盘
脐带
子宫
扩张的宫颈
（6~7cm）
膨出的
羊膜囊
阴道

胎儿横位

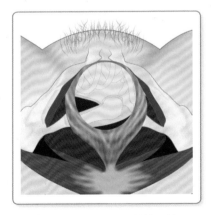

胎儿肩先露时自阴道触诊图像

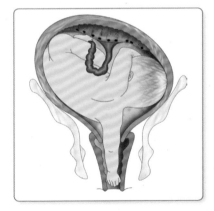

手臂脱垂

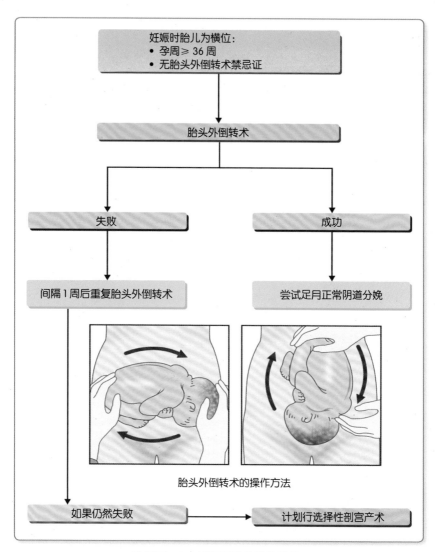

妊娠时胎儿为横位:
- 孕周 ≥ 36 周
- 无胎头外倒转术禁忌证

胎头外倒转术

失败

成功

间隔1周后重复胎头外倒转术

尝试足月正常阴道分娩

胎头外倒转术的操作方法

如果仍然失败 → 计划行选择性剖宫产术

流程图 5.1   妊娠期胎儿横位的处理

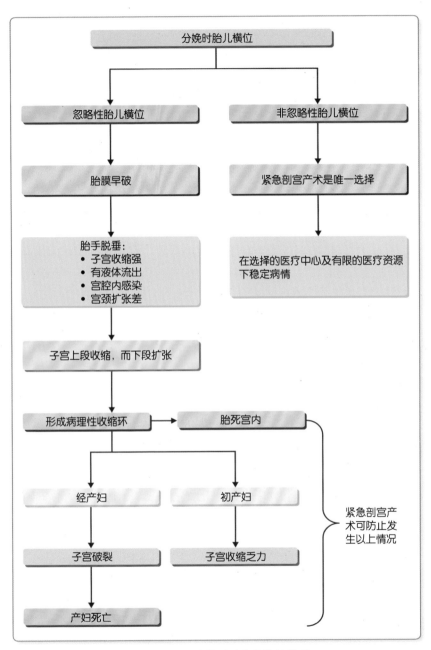

流程图 5.2　分娩时胎儿横位的处理

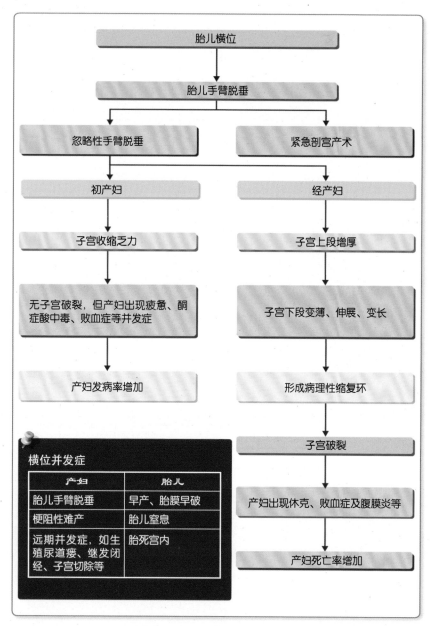

流程图 5.3　忽略性手臂脱垂的结局

第 1 部分 产科学

第 3 篇 妊娠相关并发症

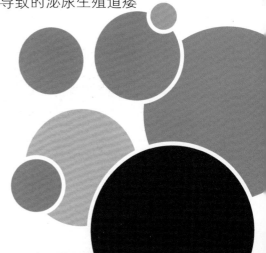

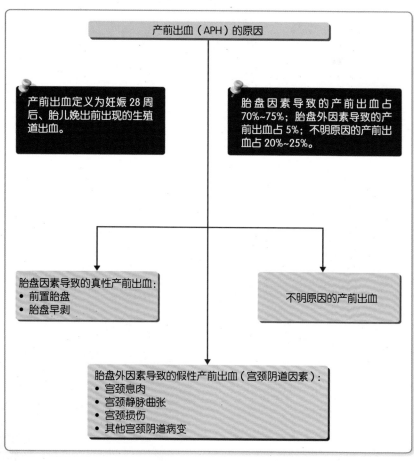

流程图 6.1　产前出血的原因

产前出血（APH）的原因

产前出血定义为妊娠 28 周后、胎儿娩出前出现的生殖道出血。

胎盘因素导致的产前出血占 70%~75%；胎盘外因素导致的产前出血占 5%；不明原因的产前出血占 20%~25%。

胎盘因素导致的真性产前出血：
- 前置胎盘
- 胎盘早剥

不明原因的产前出血

胎盘外因素导致的假性产前出血（宫颈阴道因素）：
- 宫颈息肉
- 宫颈静脉曲张
- 宫颈损伤
- 其他宫颈阴道病变

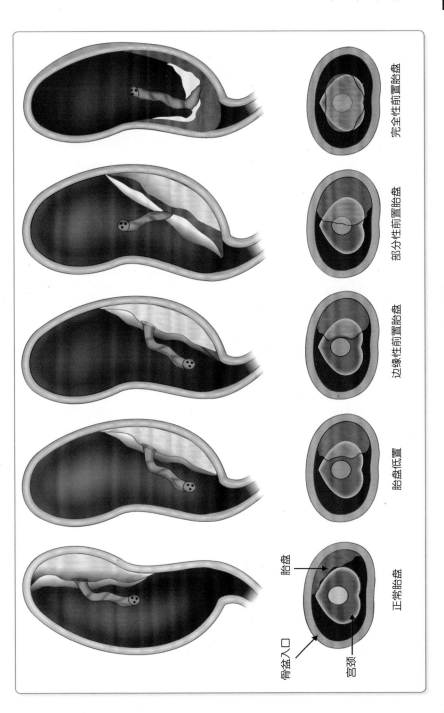

完全性前置胎盘

部分性前置胎盘

边缘性前置胎盘

胎盘低置

正常胎盘

胎盘

骨盆入口

宫颈

各种类型的前置胎盘与宫颈的关系

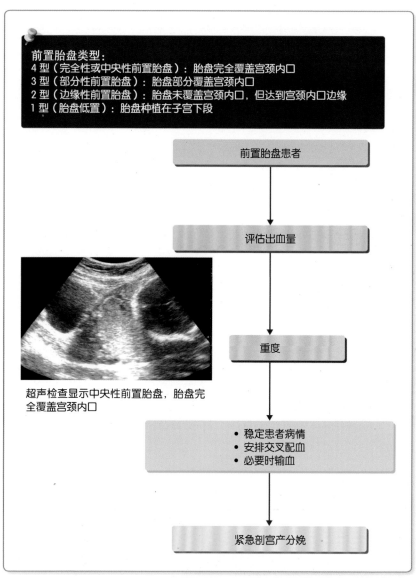

前置胎盘类型：
4 型（完全性或中央性前置胎盘）：胎盘完全覆盖宫颈内口
3 型（部分性前置胎盘）：胎盘部分覆盖宫颈内口
2 型（边缘性前置胎盘）：胎盘未覆盖宫颈内口，但达到宫颈内口边缘
1 型（胎盘低置）：胎盘种植在子宫下段

前置胎盘患者

评估出血量

重度

超声检查显示中央性前置胎盘，胎盘完全覆盖宫颈内口

- 稳定患者病情
- 安排交叉配血
- 必要时输血

紧急剖宫产分娩

流程图 6.2　重度（4 型、3 型）前置患者胎盘的处理计划

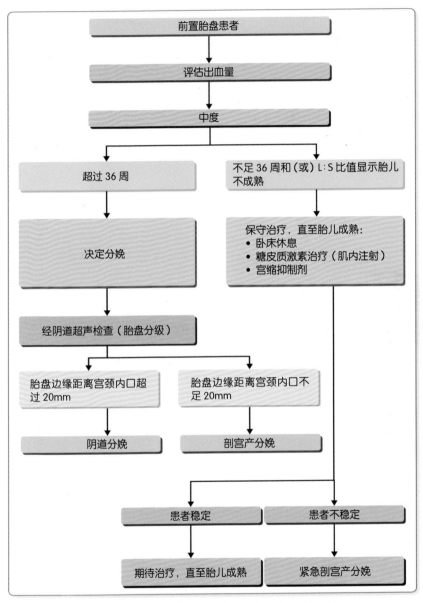

流程图 6.3 中度前置胎盘（2 型）患者的处理计划

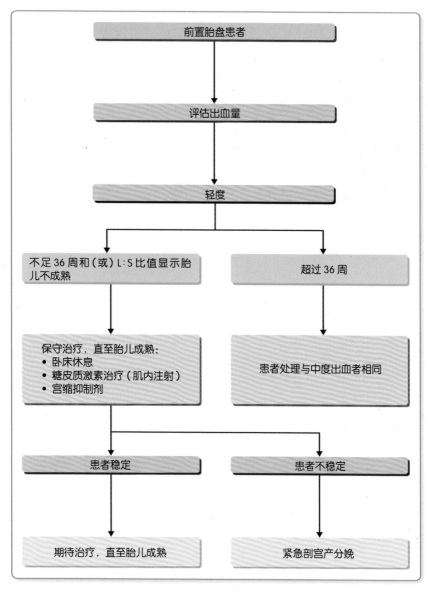

流程图 6.4　轻度前置胎盘（1 型）患者的处理计划

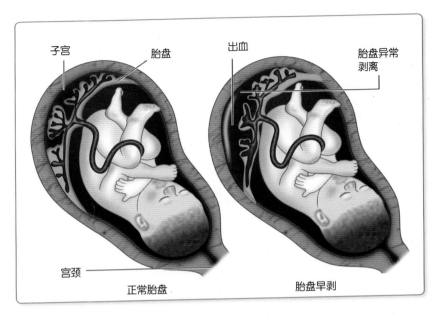

子宫　　　胎盘　　　　出血　　　　　胎盘异常剥离

宫颈

正常胎盘　　　　　　　　　胎盘早剥

胎盘早剥及其与正常胎盘的比较

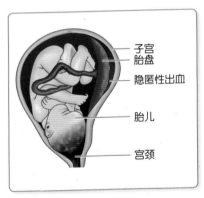

子宫
胎盘

隐匿性出血

胎儿

宫颈

隐性胎盘早剥

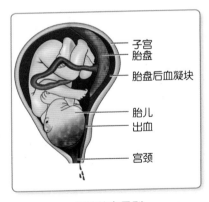

子宫
胎盘

胎盘后血凝块

胎儿
出血

宫颈

显性胎盘早剥

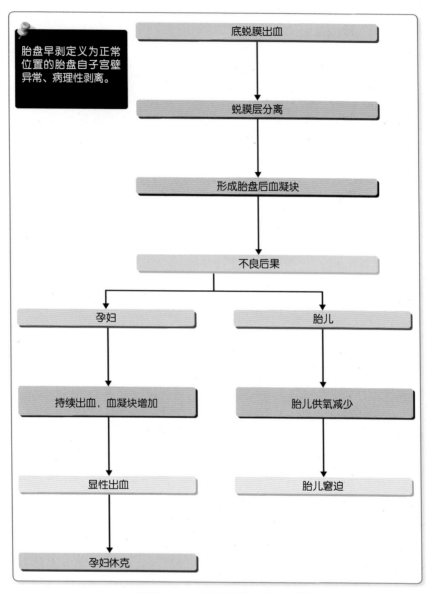

流程图 6.5   胎盘早剥的病理生理学

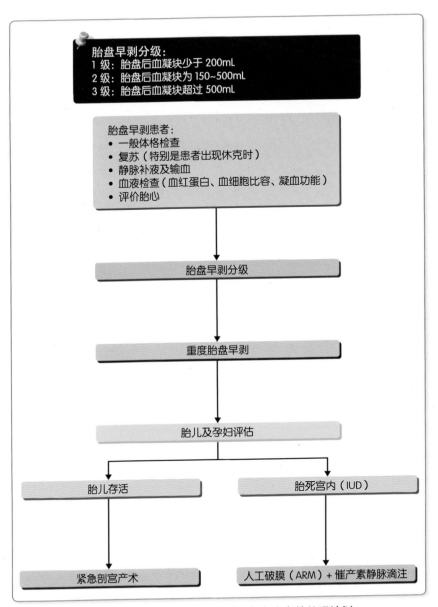

胎盘早剥分级：
1 级：胎盘后血凝块少于 200mL
2 级：胎盘后血凝块为 150~500mL
3 级：胎盘后血凝块超过 500mL

胎盘早剥患者：
- 一般体格检查
- 复苏（特别是患者出现休克时）
- 静脉补液及输血
- 血液检查（血红蛋白、血细胞比容、凝血功能）
- 评价胎心

胎盘早剥分级

重度胎盘早剥

胎儿及孕妇评估

| 胎儿存活 | 胎死宫内（IUD） |

| 紧急剖宫产术 | 人工破膜（ARM）+ 催产素静脉滴注 |

流程图 6.6　重度胎盘早剥（3 级）患者的处理计划

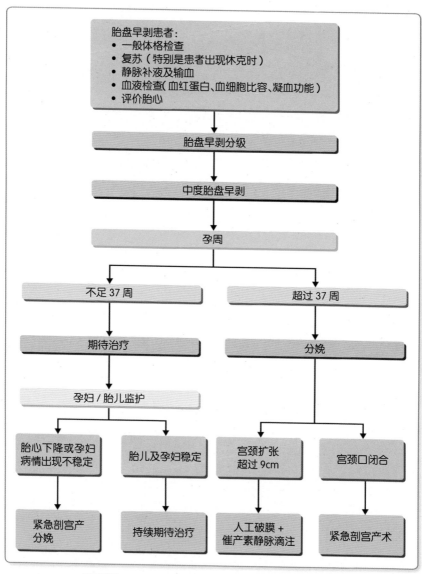

流程图 6.7　中度胎盘早剥（2 级）患者的处理计划

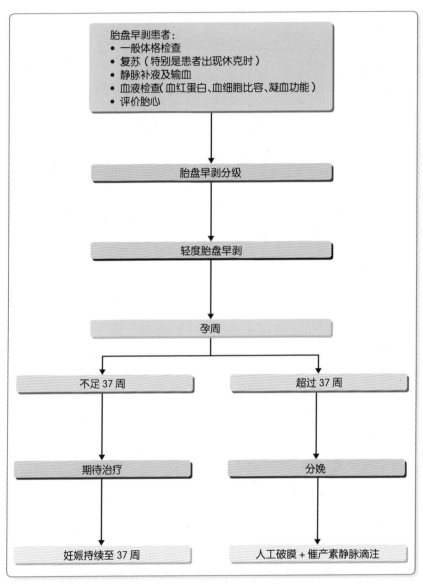

流程图 6.8 轻度胎盘早剥（1 级）患者的处理计划

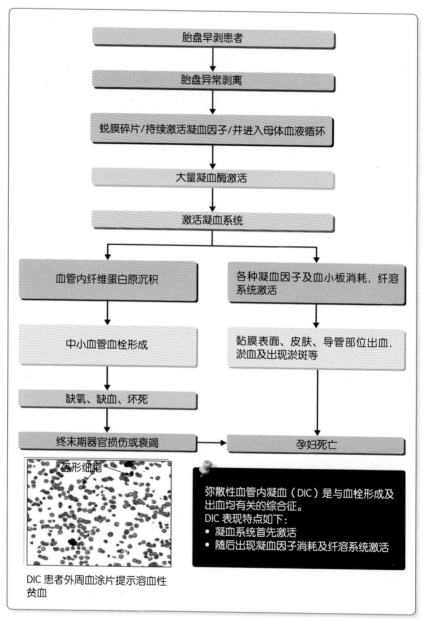

流程图 6.9　胎盘早剥患者 DIC 发生机制

第7章　双胎妊娠

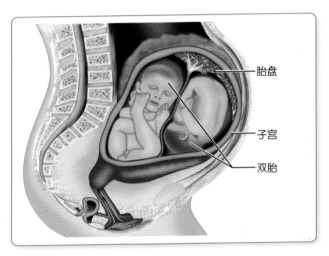

多胎妊娠：双胎妊娠

胎盘

子宫

双胎

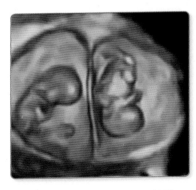

三维超声显示妊娠 9 周双羊膜
双绒毛膜双胎图像

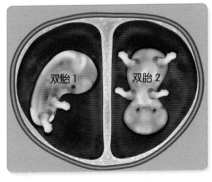

双胎 1　　双胎 2

妊娠 9 周时双胎示意图

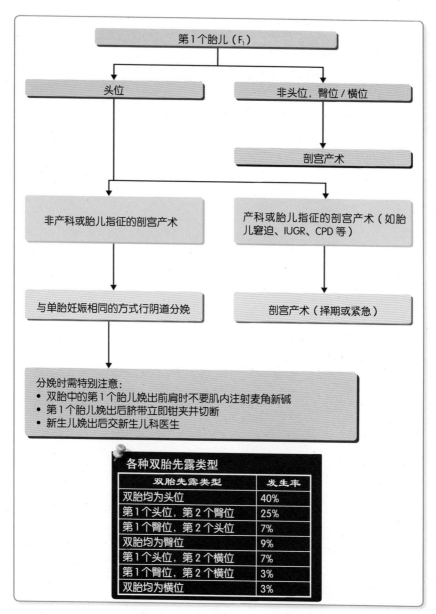

流程图 7.1　第 1 个胎儿（F₁）的产时处理

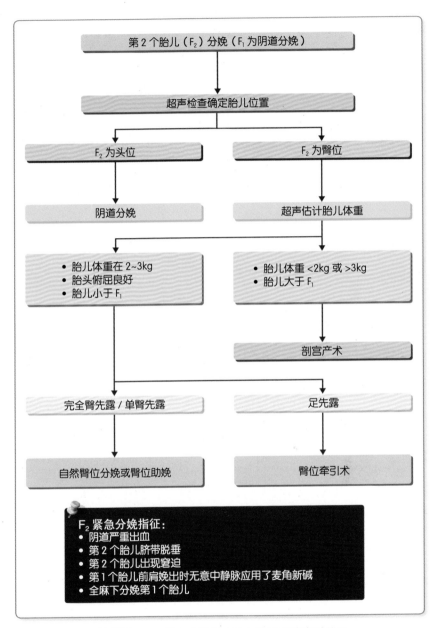

流程图 7.2　第 2 个胎儿（F₂）纵产式的产时处理

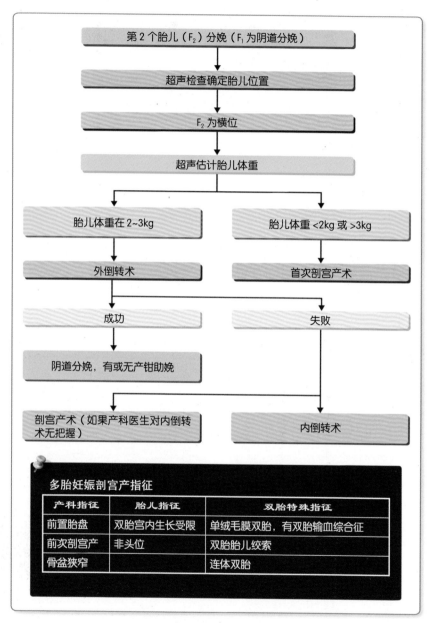

流程图 7.3   第 2 个胎儿（F₂）横产式的产时处理

ABO 系统与血型

血型	RBC 抗原	血浆抗体	RBC 选择	血浆选择
A	A	抗 B	A, O	A, AB
B	B	抗 A	B, O	B, AB
AB	A, B	无	A, B, AB, O	AB
O	无	抗 A, 抗 B	O	O, A, B, AB

Rh 系统与血型

Rh 血型	Rh 抗原	Rh 抗体	RBC 选择	血浆选择
Rh 阳性	D 抗原阳性	无	阳性或阴性	任一
Rh 阴性	D 抗原阴性	抗 D	阴性	任一

血型两种主要分类系统，基于存在的不同抗原："ABO 系统"和"Rh 系统"

第 2 剂抗 D 免疫球蛋白应用标准：
- 新生儿为 Rh 阳性
- 脐带血直接 Coomb 试验呈阴性
- 抗 D 免疫球蛋白与产妇红细胞交叉配血显示匹配

Rh 阴性非免疫致敏女性第 2 剂抗 D 免疫球蛋白的应用标准

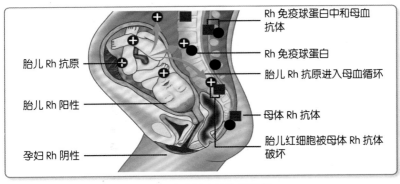

抗 D 免疫球蛋白的作用机制

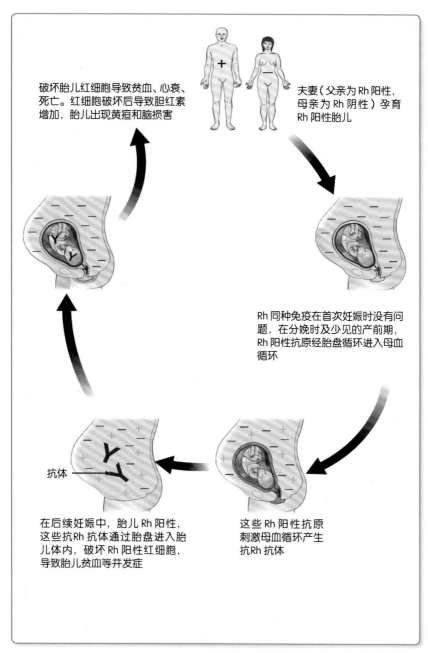

破坏胎儿红细胞导致贫血、心衰、死亡。红细胞破坏后导致胆红素增加，胎儿出现黄疸和脑损害

夫妻（父亲为 Rh 阳性，母亲为 Rh 阴性）孕育 Rh 阳性胎儿

Rh 同种免疫在首次妊娠时没有问题，在分娩时及少见的产前期，Rh 阳性抗原经胎盘循环进入母血循环

抗体

在后续妊娠中，胎儿 Rh 阳性，这些抗Rh 抗体通过胎盘进入胎儿体内，破坏 Rh 阳性红细胞，导致胎儿贫血等并发症

这些 Rh 阳性抗原刺激母血循环产生抗Rh 抗体

流程图 8.1　Rh 同种免疫的发病机制

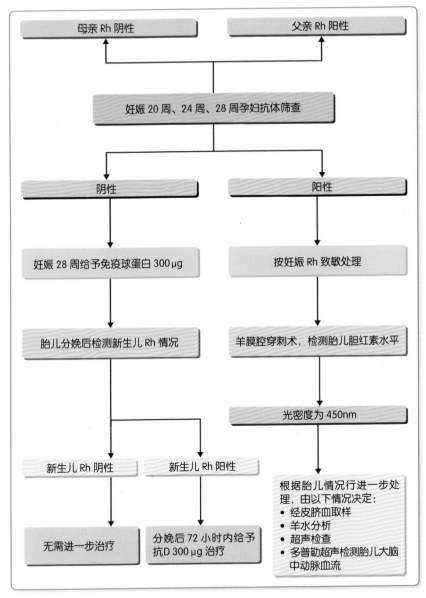

流程图 8.2　Rh 阴性非免疫致敏女性的处理

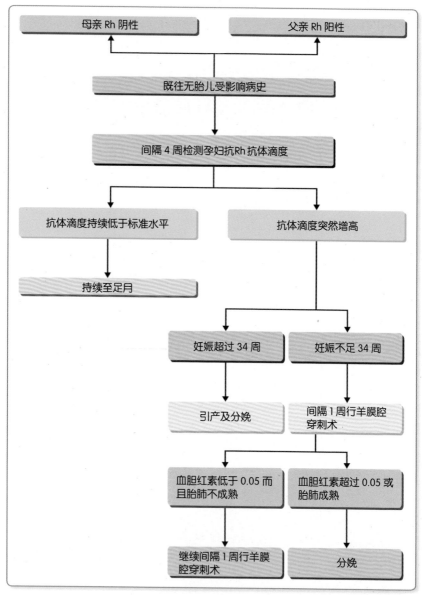

流程图 8.3 既往无胎儿受影响病史的 Rh 免疫阴性患者的产前处理

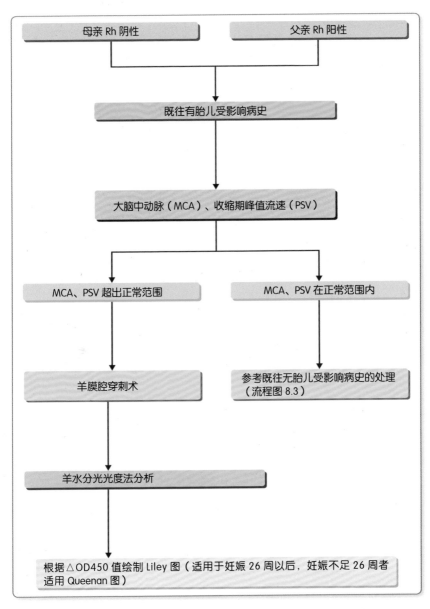

流程图 8.4　既往有胎儿受影响病史的 Rh 免疫阴性患者的产前处理

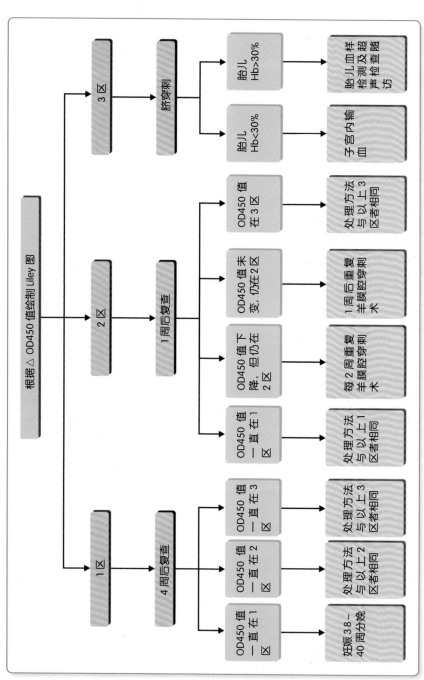

流程图 8.5 既往有胎儿受影响病史的 Rh 免疫阴性患者的产时处理

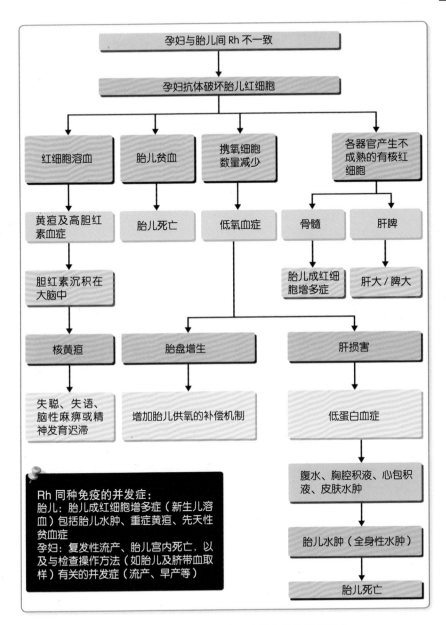

流程图 8.6　Rh 同种免疫导致的各种胎儿并发症

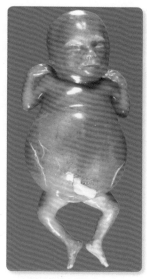

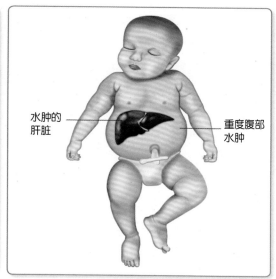

水肿的
肝脏

重度腹部
水肿

胎儿水肿伴腹水及
皮肤水肿

胎儿水肿示意图

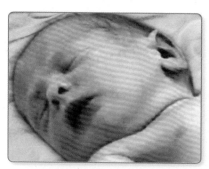

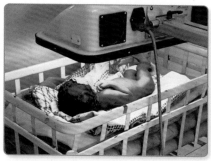

Rh 同种免疫导致的新生儿黄疸

Rh 同种免疫导致的产后新生儿
轻度黄疸需接受光疗

葡萄胎属于由一系列疾病组成的妊娠性滋养细胞疾病，绒毛组织产生过多，正常情况下，绒毛发育为胎盘。葡萄胎为滋养组织肿瘤，由合体滋养细胞与细胞滋养细胞组成。

葡萄胎的定义

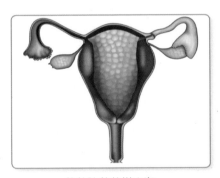

葡萄胎葡萄样水泡

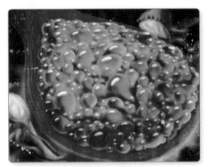

葡萄胎示意图

妊娠性滋养细胞疾病的分类：
良性（90%）
  • 完全性葡萄胎
  • 部分性葡萄胎
恶性（10%）
侵蚀性葡萄胎
  • 绒毛膜癌
  • 胎盘部位滋养细胞肿瘤
  • 上皮样滋养细胞肿瘤

妊娠性滋养细胞疾病的不同类型

47

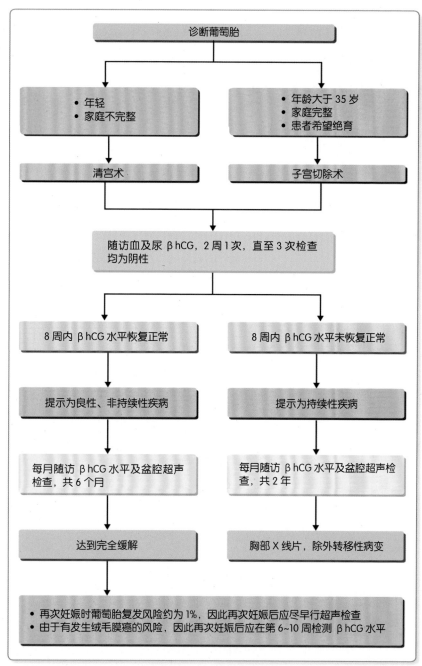

流程图 9.1   葡萄胎的处理

完全性葡萄胎与部分性葡萄胎比较

参数	完全性葡萄胎	部分性葡萄胎
细胞遗传学研究	染色体核型为 46XX	三倍体核型为 69XXY
病理生理学	单倍体精子与"空"卵受精后复制或双精子与"空"卵受精	染色体中含有双套父源性单倍体基因及一套母源性单倍体基因，通常为双精子与卵子受精
组织病理学分析	无胎儿组织	有胎儿组织或血管
有侵袭可能及恶变倾向	完全性葡萄胎患者中，约有 15% 在清宫术后发展成持续性滋养细胞疾病	部分性葡萄胎患者中，发展成持续性滋养细胞疾病者不足 5%

完全性葡萄胎与部分性葡萄胎的比较分析

WHO 和 FIGO 分类系统推荐的妊娠性滋养细胞肿瘤分类及治疗方案

危险因子	危险评分			
	0	1	2	4
年龄（岁）	<40	≥ 40	—	—
前次妊娠	葡萄胎	流产	足月妊娠	—
病程（前次妊娠结束至化疗）（月）	<4	4~6	7~13	>13
hCG（IU/L）	$<10^3$	10^3~10^4	10^4~10^5	$>10^5$
转移病灶数	0	1~4	5~8	>8
转移部位	肺	脾、肾	胃肠道	脑、肝
肿瘤最大径线	—	3~5cm	>5cm	
既往化疗	—	—	单药	≥ 2 种药物

WHO 和 FIGO 推荐的妊娠性滋养细胞肿瘤分类及治疗方案

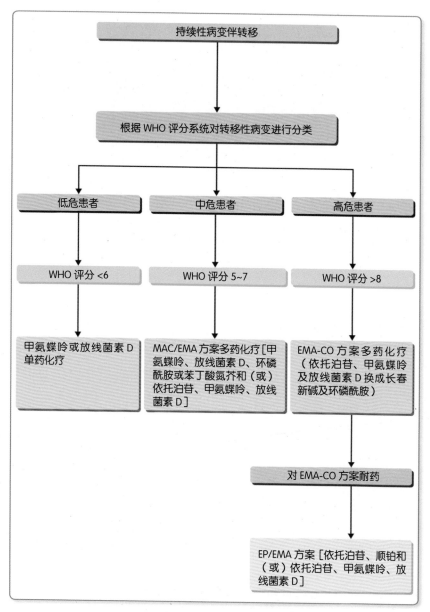

流程图 9.2   持续性病变伴转移患者的处理

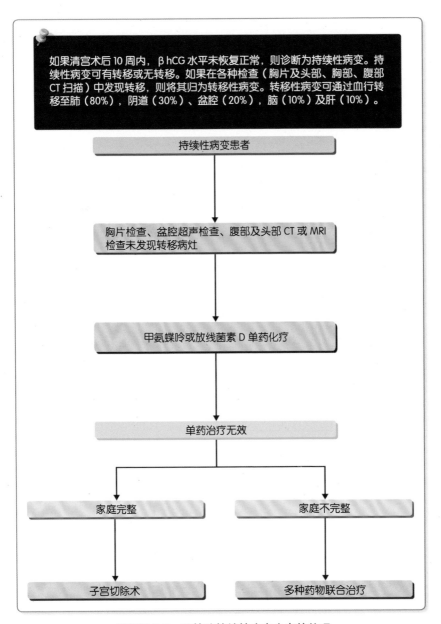

如果清宫术后 10 周内，β hCG 水平未恢复正常，则诊断为持续性病变。持续性病变可有转移或无转移。如果在各种检查（胸片及头部、胸部、腹部 CT 扫描）中发现转移，则将其归为转移性病变。转移性病变可通过血行转移至肺（80%），阴道（30%）、盆腔（20%），脑（10%）及肝（10%）。

持续性病变患者

胸片检查、盆腔超声检查、腹部及头部 CT 或 MRI 检查未发现转移病灶

甲氨蝶呤或放线菌素 D 单药化疗

单药治疗无效

家庭完整

家庭不完整

子宫切除术

多种药物联合治疗

流程图 9.3　无转移持续性病变患者的处理

第10章 胎儿生长受限

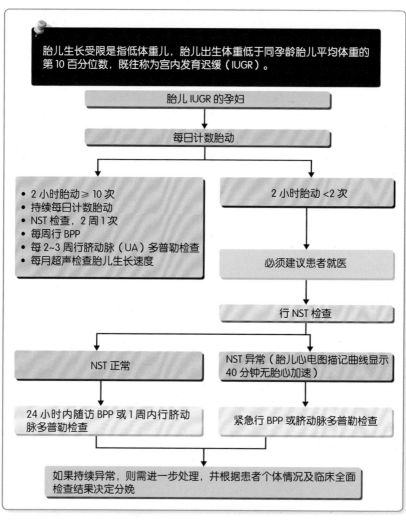

胎儿生长受限是指低体重儿,胎儿出生体重低于同孕龄胎儿平均体重的第 10 百分位数,既往称为宫内发育迟缓(IUGR)。

胎儿 IUGR 的孕妇

每日计数胎动

- 2 小时胎动 ≥ 10 次
- 持续每日计数胎动
- NST 检查,2 周 1 次
- 每周行 BPP
- 每 2~3 周行脐动脉(UA)多普勒检查
- 每月超声检查胎儿生长速度

2 小时胎动 <2 次

必须建议患者就医

行 NST 检查

NST 正常

NST 异常(胎儿心电图描记曲线显示40 分钟无胎心加速)

24 小时内随访 BPP 或 1 周内行脐动脉多普勒检查

紧急行 BPP 或脐动脉多普勒检查

如果持续异常,则需进一步处理,并根据患者个体情况及临床全面检查结果决定分娩

流程图 10.1 IUGR 孕妇胎儿监护

	正常	不匀称型 IUGR	匀称型 IUGR
头围	正常	正常	小
腹围（AC）	正常	小	小
病因		由于底物可用性下降	由于生长潜能下降

胎儿生长受限分类

胎儿生长受限的特征	
出生体重	低于平均体重 10%，也可能低于 25%，出生体重通常低于 2.5kg，但也可能更高
皮下脂肪含量	减少
新生儿并发症	可能出现新生儿低血糖症、低钙血症、高黏血症、高胆红素血症、坏死性小肠结肠炎等并发症
检查	胎儿生物物理检查通常有助于评价异常胎儿状态，脐动脉及子宫动脉多普勒波形分析与舒张期流速减低、缺乏甚至与反流有关

IUGR 胎儿的特征

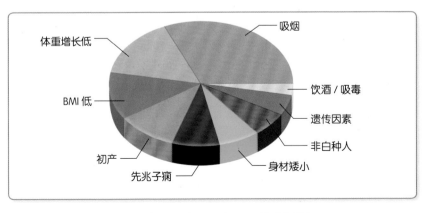

胎儿生长迟缓的原因（BMI，体重指数）

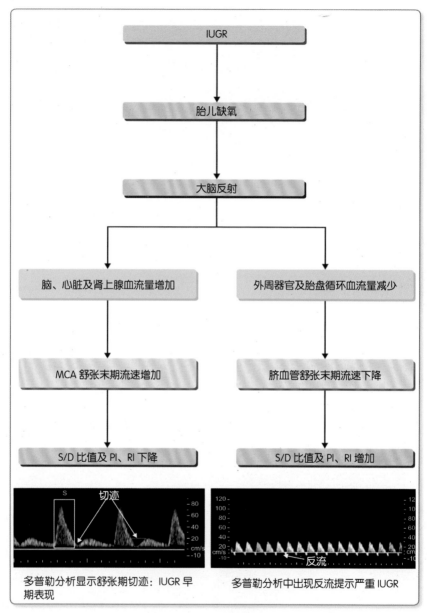

流程图 10.2　IUGR 胎儿各种多普勒血流速度波形改变

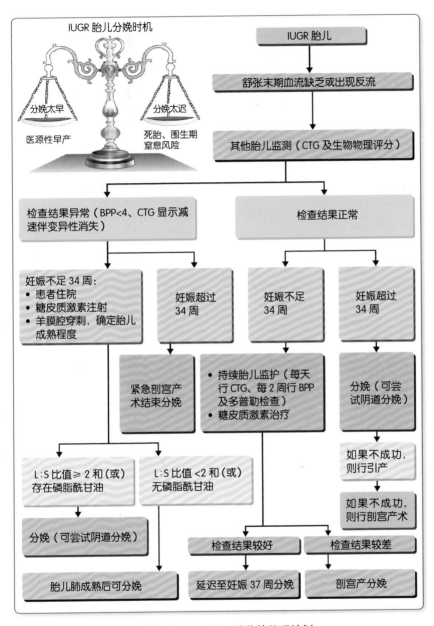

流程图 10.3 IUGR 胎儿的处理计划

定义：

胎膜早破（PROM）是指妊娠超过 28 周但未临产而出现自发性胎膜破裂（ROM）。

ROM 出现在妊娠 37 周以后及临产前者称为足月胎膜早破，而出现在妊娠 37 足周前且未临产者称为早产 PROM（PPROM）。如果 ROM 超过 24 小时尚未分娩，则称为 ROM 延长。

胎膜早破的定义

根据以下检查诊断胎膜早破：

- 硝嗪试纸试验：自阴道穹隆收集液体，以石蕊试纸或硝嗪试纸检测其 pH 值。有破膜者（羊水正常呈碱性，pH7~7.5），阴道 pH 由正常的酸性（4.5~5.5）转变为碱性，硝嗪试纸由黄色变为蓝色
- 羊齿状结晶：羊水涂片显微镜下显示羊齿状结晶
- 细胞离心后以 0.1% 硫酸奈尔蓝染色：在 PROM 者，细胞出现橙蓝色变色
- 羊膜腔内注射利诺卡因：羊膜腔内注射 2~3mL 无菌染料靛胭脂后，自宫颈外口流出蓝染液体，提示为 PROM
- α-甲胎蛋白：阴道分泌物中存在 α-甲胎蛋白提示为 PROM

胎膜早破的诊断

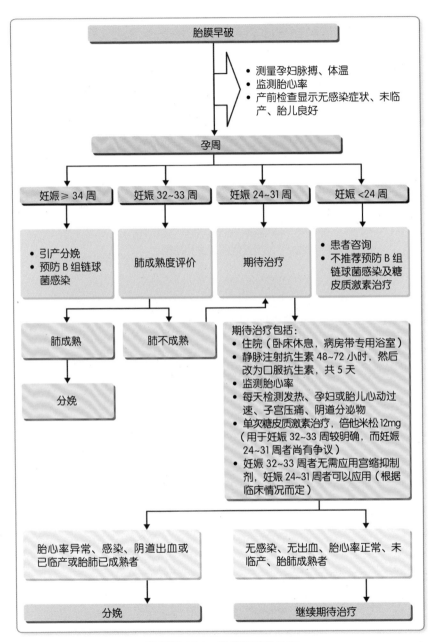

流程图 11.1　胎膜早破的处理

第12章　过期妊娠

过期妊娠的定义和原因

过期妊娠的并发症

• 胎儿窘迫	由于胎盘功能减退及羊水过少
• 巨大儿	与肩难产发生率及手术分娩增加有关
• 分娩损伤	由于胎儿较大且胎儿颅骨硬化而导致的胎头形成不良
• 呼吸窘迫	由于化学性肺炎、肺不张、肺动脉高压所致
• 新生儿异常	低体温、皮下脂肪少、低血糖、低血钙、臂丛神经损伤等发生率增加，这些结果导致新生儿发病率及死亡率增加

过期妊娠的并发症

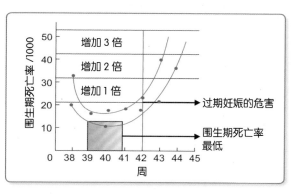

过期妊娠对围生期结局的影响

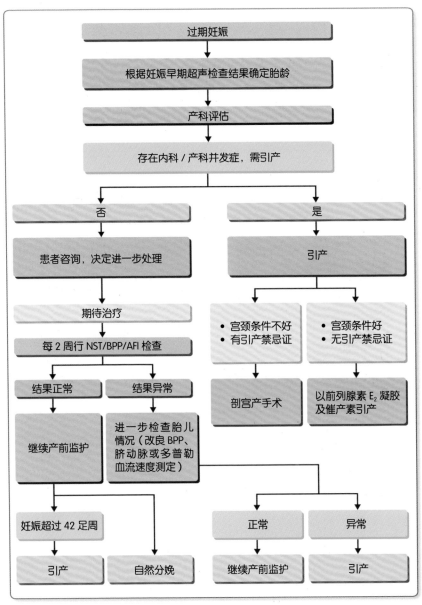

流程图 12.1 过期妊娠的处理

羊水过多是指羊水量等于或超过 2000mL

羊水过多程度：
- 轻度：AFI 为 24~30cm
- 中度：AFI 为 30.1~34.9cm
- 重度：AFI ≥ 35cm

腹部检查或超声检查诊断羊水过多

由于羊水量过多导致腹部增大

超声检查显示胎儿周围羊水量过多

实验室检查：
- GTT（葡萄糖耐量试验）：排除妊娠期糖尿病
- 筛查感染：排除胎儿感染
- Kleihauer Beteke 试验：排除 Rh 同种免疫
- 毒理学检查：检查吸毒物
- 羊膜腔穿刺：检测胎儿核型
- 检测血红蛋白病：地中海贫血

超声检查：
- 确诊
- 排除胎儿先天性畸形
- 排除多胎妊娠诊断
- 检查异倍体或神经管缺陷的表现

明确羊水过多的病因

流程图 13.1　各种检查有助于诊断羊水过多

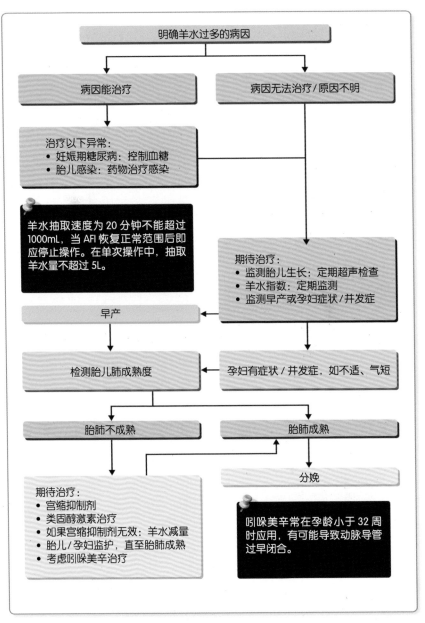

流程图 13.2　羊水过多患者的处理

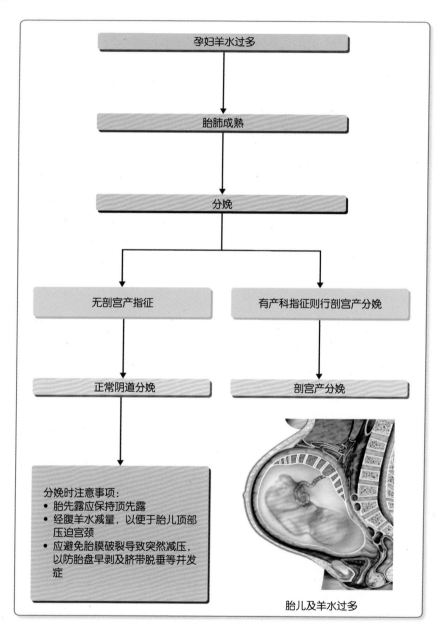

流程图 13.3   羊水过多患者的分娩方式

第14章 梗阻性难产导致的泌尿生殖道瘘

定义:
泌尿生殖道瘘(UGF)是指位于生殖道与泌尿道或消化道之间或二者兼而有之的异常通道(衬覆上皮),UGF 分类如下:
- 尿道阴道瘘
- 膀胱瘘(膀胱阴道瘘或膀胱宫颈瘘)
- 输尿管阴道瘘
- 直肠阴道瘘

泌尿生殖道瘘的定义与分类

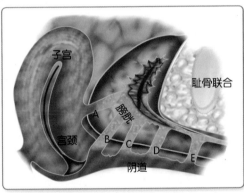

泌尿生殖道瘘的分类:
(A)子宫膀胱瘘
(B)膀胱宫颈瘘
(C)阴道中段 VVF
(D)位于膀胱颈部的 VVF
(E)尿道阴道瘘

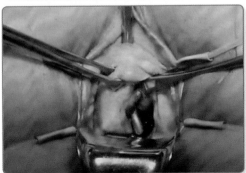

VVF 患者术中可见扩张器
通过瘘管

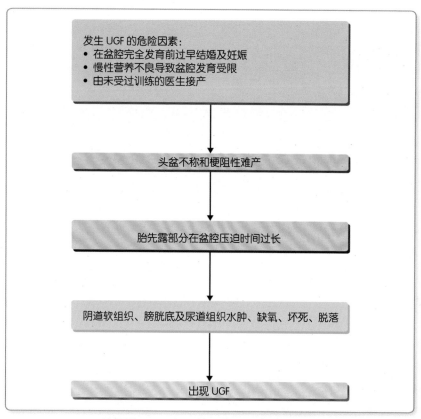

流程图 14.1   梗阻性难产导致泌尿生殖道瘘

与泌尿生殖道瘘有关的几项临床要点:
- 在发展中国家最常见的类型是位于膀胱颈处的 VVF, 与难产有关, 患者通常身材矮小, 骨盆狭窄
- 无法控制的阴道持续漏尿是 UFG 患者的主要症状
- 手术前, 必须行插管取尿标本, 行培养与药敏试验, 有感染者需在术前进行治疗
- 手术时, 并非必须常规切除瘘管
- 成功的瘘修补术需要充分游离组织、确切止血、最小张力下缝合

泌尿生殖道瘘的临床相关要点

第15章 流产

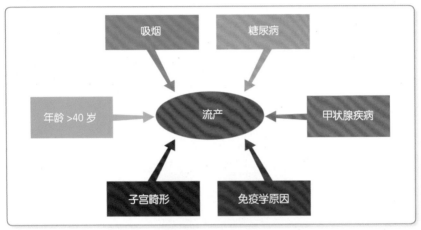

导致流产的各种原因

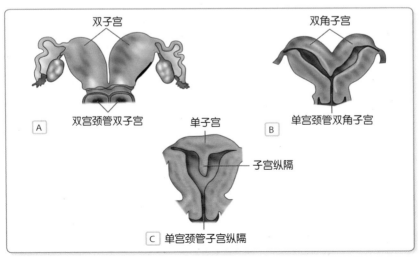

导致复发性流产的各种子宫畸形：（A）双子宫；（B）双角子宫；（C）子宫纵隔

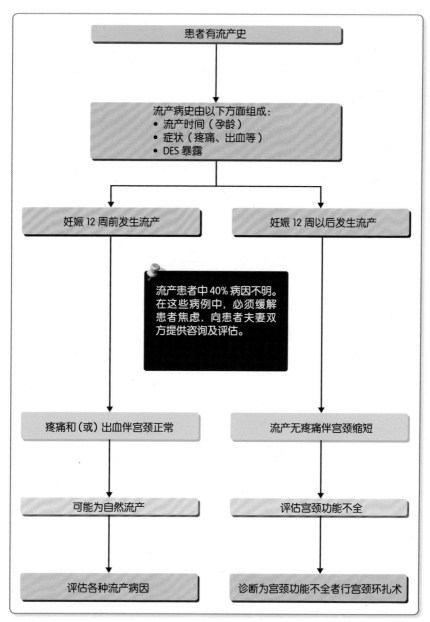

流程图 15.1 流产患者的评估

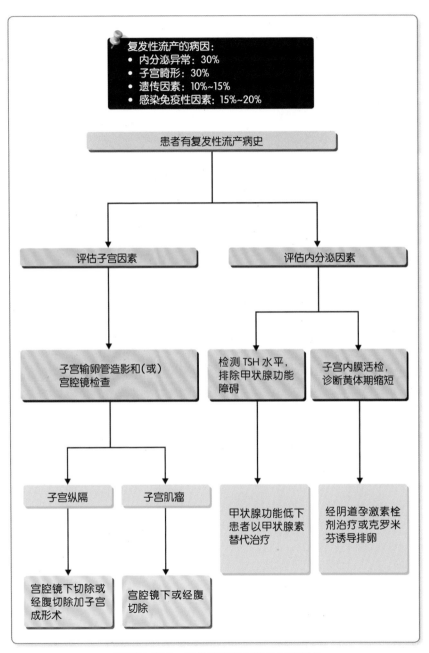

流程图 15.2　复发性流产患者的初步评估

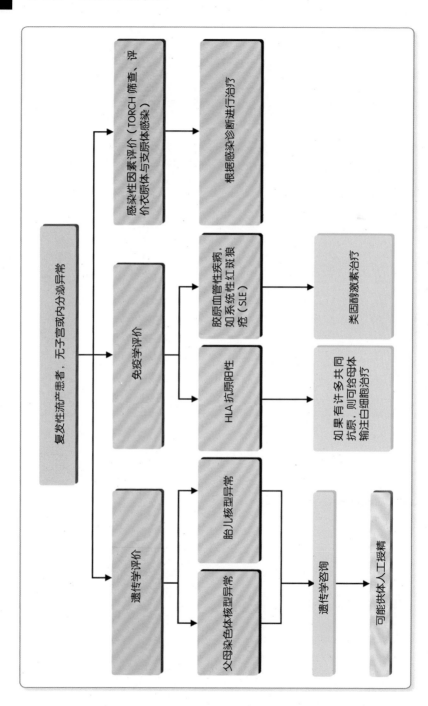

流程图 15.3 初步评估中无内分泌异常或子宫畸形的复发性流产的评估

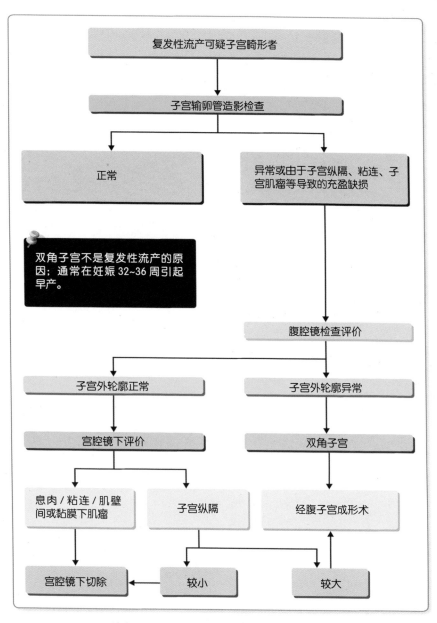

流程图 15.4　子宫畸形者复发性流产的评估

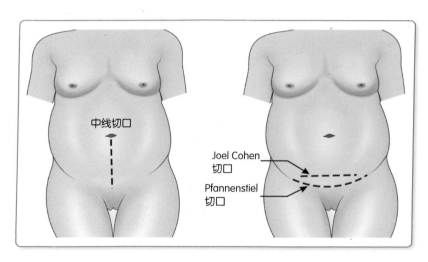

剖宫产腹壁皮肤切口类型

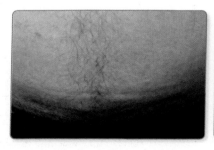

既往子宫下段剖宫产术腹壁横
切口瘢痕

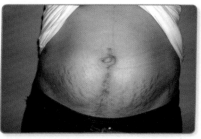

既往剖宫产术腹壁纵切口瘢痕

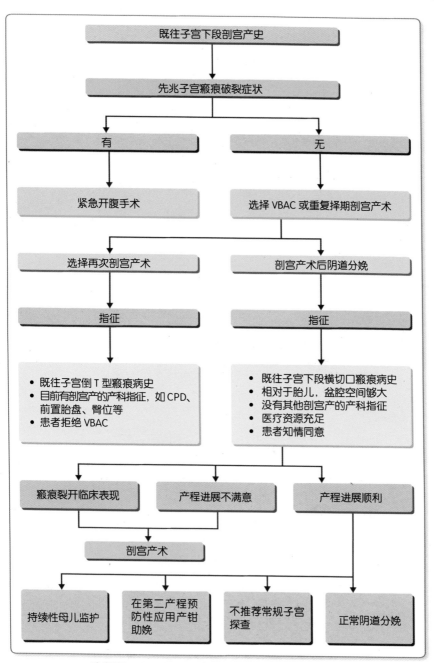

流程图 16.1　既往子宫下段剖宫产史者的处理计划

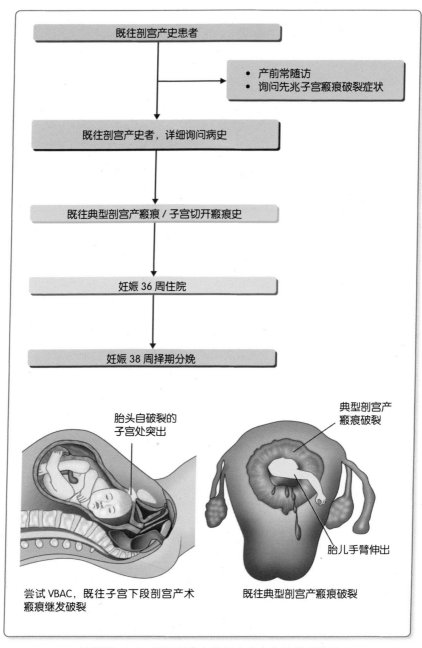

流程图 16.2　既往子宫上段剖宫产史者的处理计划

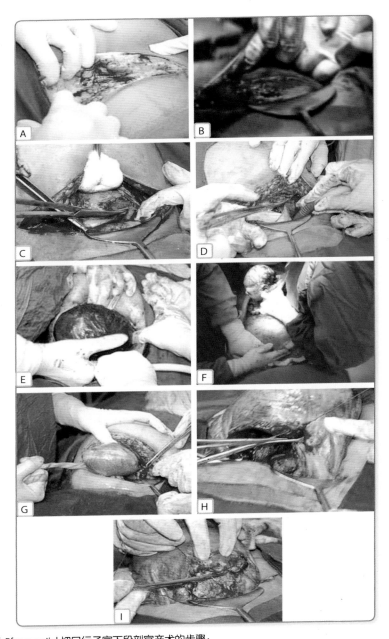

通过 Pfannenstiel 切口行子宫下段剖宫产术的步骤：
（A）切开腹部皮肤及腹壁各层；（B）分离壁腹膜后以 Doyen 拉钩暴露术野；（C）切开脏腹膜；
（D）切开子宫；（E）娩出胎头；（F）于宫腔内娩出胎体；（G）娩出胎盘；（H）以格林阿
米蒂奇钳钳夹子宫角部；（I）缝合子宫腔。

第1部分　产科学

第4篇　妊娠期内科并发症

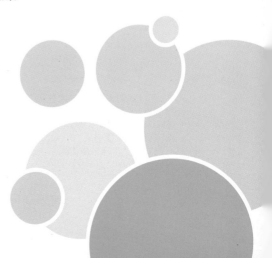

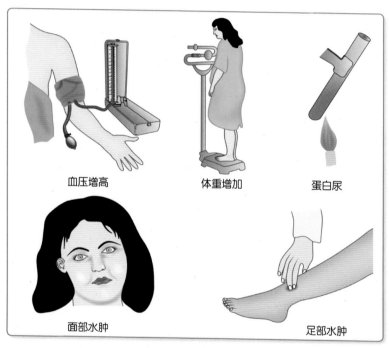

血压增高   体重增加   蛋白尿

面部水肿   足部水肿

先兆子痫的临床特征

定义：
先兆子痫是指妊娠 20 周后出现血压增高及蛋白尿，分娩后症状消失。
先兆子痫的特征：
- 妊娠 20 周后首次出现血压增高（BP>140/90mmHg）（1mmHg = 0.133 kPa）
- 出现蛋白尿（蛋白尿 >300mg/L 或试纸 >1+）
- 产后 12 周内血压恢复正常

先兆子痫的定义与特征

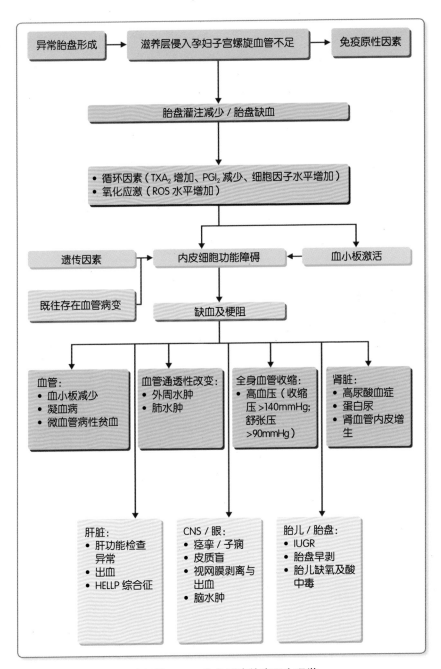

流程图 17.1　先兆子痫的病理生理学

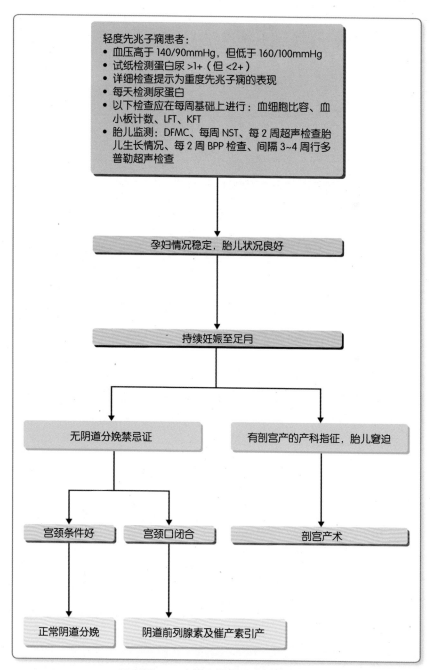

流程图 17.2　轻度先兆子痫患者的处理

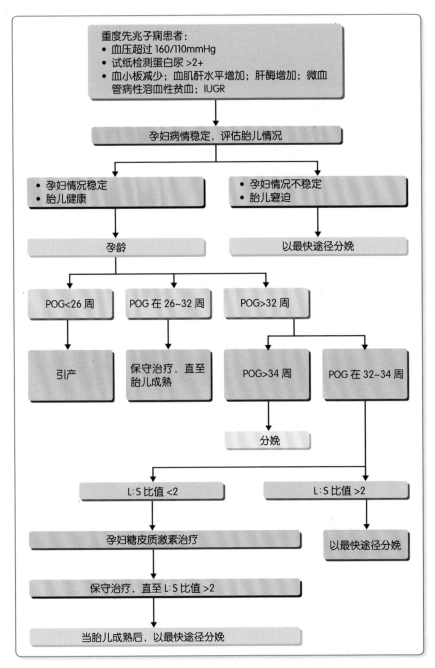

流程图 17.3　重度先兆子痫患者的治疗

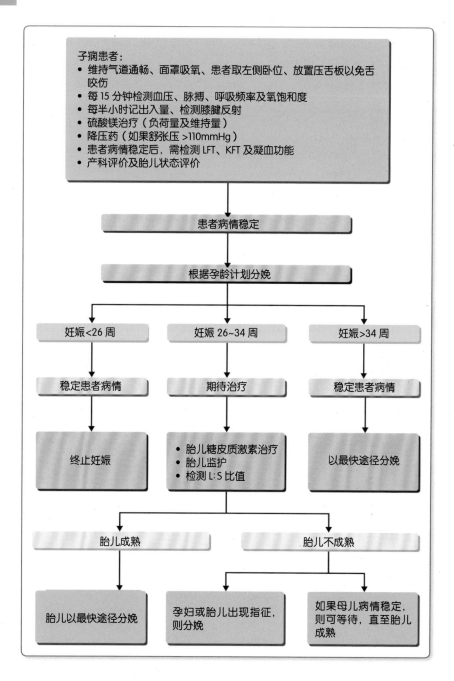

流程图 17.4　**子痫患者的治疗**

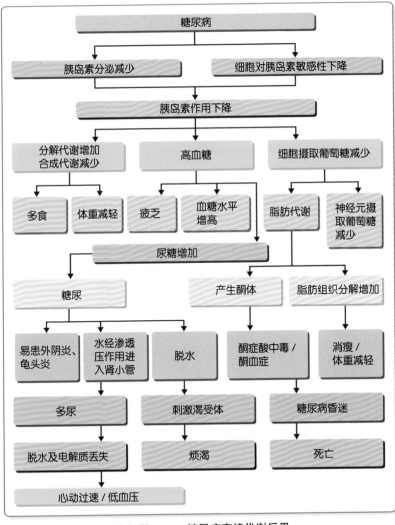

流程图 18.1　糖尿病直接代谢后果

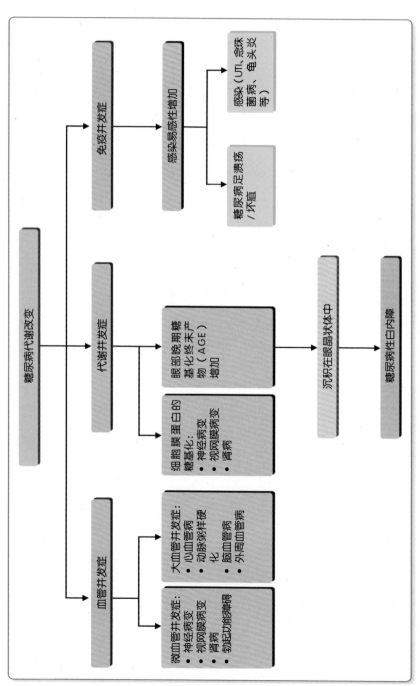

流程图 18.2　糖尿病迟发型并发症

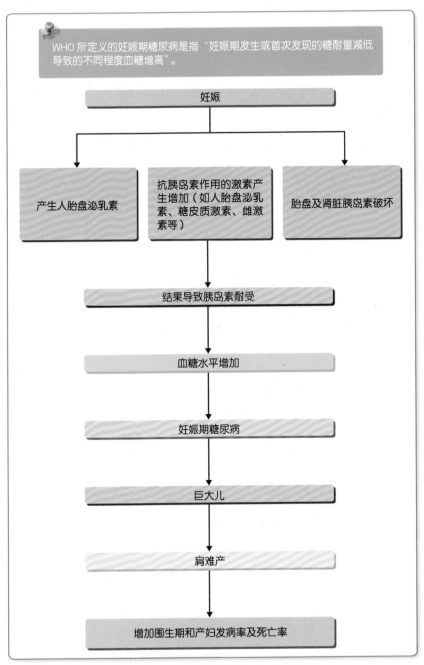

流程图 18.3　妊娠期糖尿病的发生机制

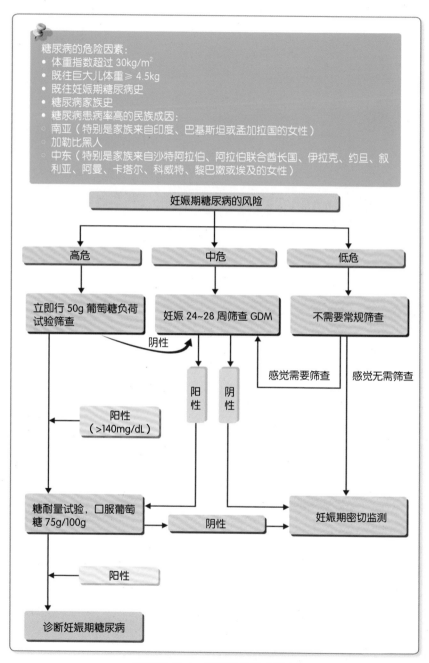

流程图 18.4　**妊娠期糖尿病筛查**

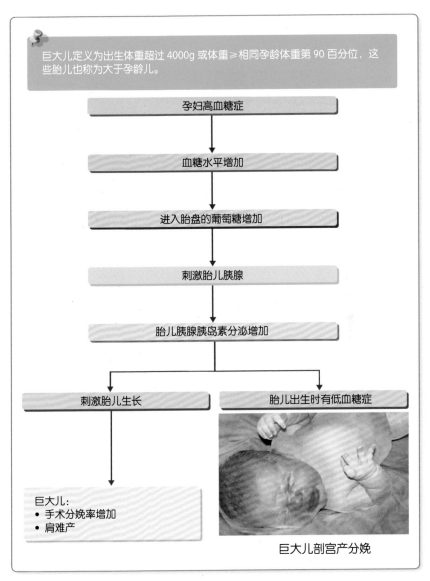

巨大儿定义为出生体重超过 4000g 或体重 ≥ 相同孕龄体重第 90 百分位，这些胎儿也称为大于孕龄儿。

孕妇高血糖症

↓

血糖水平增加

↓

进入胎盘的葡萄糖增加

↓

刺激胎儿胰腺

↓

胎儿胰腺胰岛素分泌增加

刺激胎儿生长

胎儿出生时有低血糖症

巨大儿：
- 手术分娩率增加
- 肩难产

巨大儿剖宫产分娩

流程图 18.5　巨大儿的发生机制

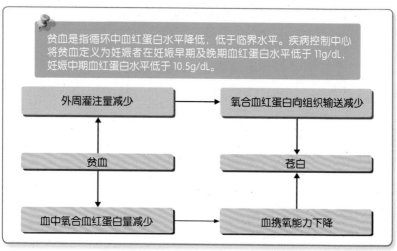

第19章　妊娠期贫血

贫血是指循环中血红蛋白水平降低，低于临界水平。疾病控制中心将贫血定义为妊娠者在妊娠早期及晚期血红蛋白水平低于11g/dL，妊娠中期血红蛋白水平低于10.5g/dL。

```
┌──────────────────┐        ┌──────────────────────┐
│  外周灌注量减少    │───────▶│ 氧合血红蛋白向组织输送减少 │
└──────────────────┘        └──────────────────────┘
         ▲                              │
         │                              ▼
┌──────────────────┐        ┌──────────────────────┐
│       贫血        │        │        苍白          │
└──────────────────┘        └──────────────────────┘
         │                              ▲
         ▼                              │
┌──────────────────┐        ┌──────────────────────┐
│ 血中氧合血红蛋白量减少 │──────▶│    血携氧能力下降     │
└──────────────────┘        └──────────────────────┘
```

流程图 19.1　贫血患者苍白的发生机制

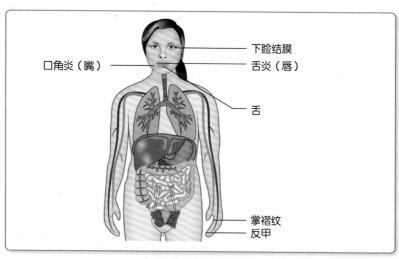

身体出现苍白的部位

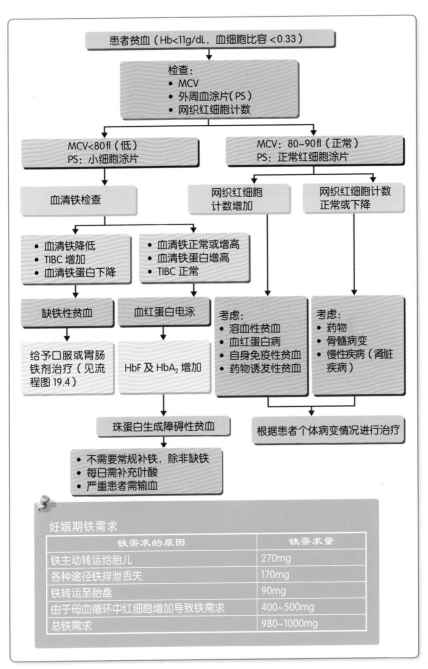

流程图 19.2　妊娠期小细胞低色素性贫血的诊断

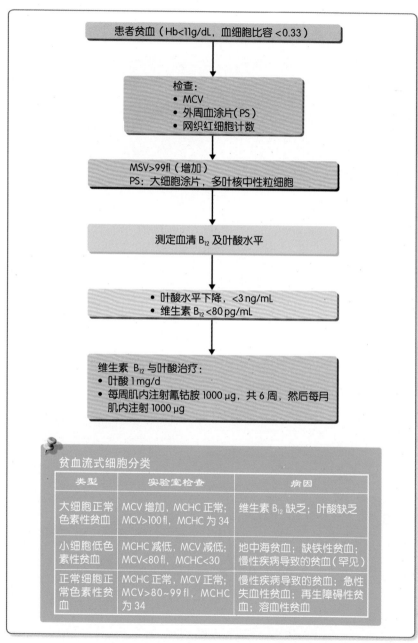

流程图 19.3   妊娠期巨红细胞性贫血的诊断

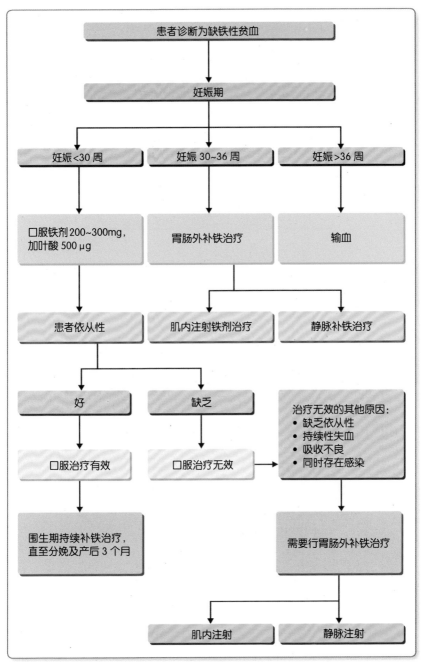

流程图 19.4 妊娠期缺铁性贫血的治疗

第20章

妊娠期心脏疾病

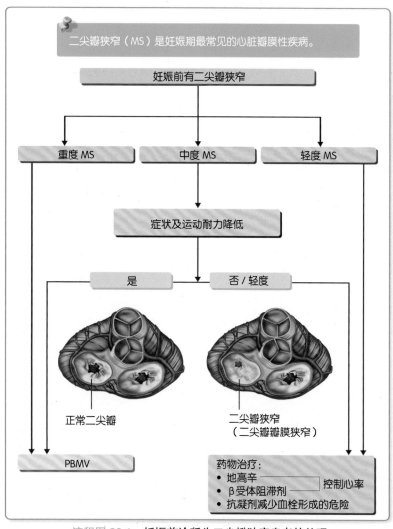

二尖瓣狭窄（MS）是妊娠期最常见的心脏瓣膜性疾病。

妊娠前有二尖瓣狭窄

重度 MS　　中度 MS　　轻度 MS

症状及运动耐力降低

是　　　否 / 轻度

正常二尖瓣

二尖瓣狭窄
（二尖瓣瓣膜狭窄）

PBMV

药物治疗：
- 地高辛
- β受体阻滞剂　　　控制心率
- 抗凝剂减少血栓形成的危险

流程图 20.1　妊娠前诊断为二尖瓣狭窄患者的处理

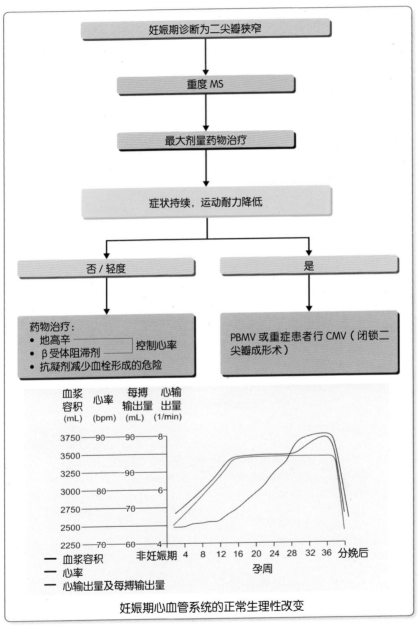

流程图 20.2　妊娠期诊断为二尖瓣狭窄患者的处理

第21章

妊娠期哮喘

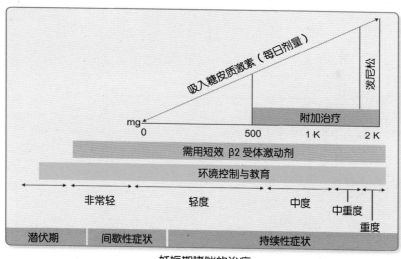

妊娠期哮喘的治疗

国家哮喘教育计划（NAEP）关于哮喘的分类			
表现特点	轻度哮喘	中度哮喘	重度哮喘
症状发作	短暂发作（少于1小时），频率≤2次/周	症状发作超过2次/周	症状持续/频繁发作导致活动受限
PEFR（峰值呼气流速）	个体最好状态≥80%	个体最好状态时为60%~80%	预计低于60%，变异较高
FEVl	无症状时预计≥80%	预计60%~80%	预计低于60%，变异较高
夜间症状	无	夜间症状可能存在	夜间症状存在

哮喘 NAEP 分类

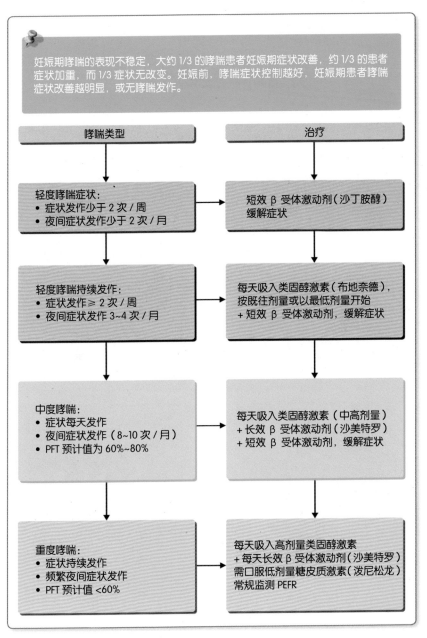

妊娠期哮喘的表现不稳定，大约 1/3 的哮喘患者妊娠期症状改善，约 1/3 的患者症状加重，而 1/3 症状无改变。妊娠前，哮喘症状控制越好，妊娠期患者哮喘症状改善越明显，或无哮喘发作。

| 哮喘类型 | 治疗 |

轻度哮喘症状：
- 症状发作少于 2 次 / 周
- 夜间症状发作少于 2 次 / 月

→ 短效 β 受体激动剂（沙丁胺醇）缓解症状

轻度哮喘持续发作：
- 症状发作 ≥ 2 次 / 周
- 夜间症状发作 3~4 次 / 月

→ 每天吸入类固醇激素（布地奈德），按既往剂量或以最低剂量开始
+ 短效 β 受体激动剂，缓解症状

中度哮喘：
- 症状每天发作
- 夜间症状发作（8~10 次 / 月）
- PFT 预计值为 60%~80%

→ 每天吸入类固醇激素（中高剂量）
+ 长效 β 受体激动剂（沙美特罗）
+ 短效 β 受体激动剂，缓解症状

重度哮喘：
- 症状持续发作
- 频繁夜间症状发作
- PFT 预计值 <60%

→ 每天吸入高剂量类固醇激素
+ 每天长效 β 受体激动剂（沙美特罗）
需口服低剂量糖皮质激素（泼尼松龙）
常规监测 PEFR

流程图 21.1　妊娠期基于哮喘症状严重程度的治疗

第22章

妊娠期甲状腺疾病

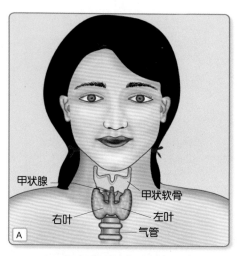

甲状腺

甲状软骨

右叶

左叶

气管

A

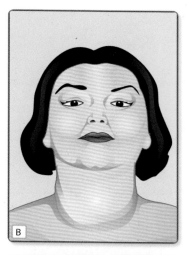

B

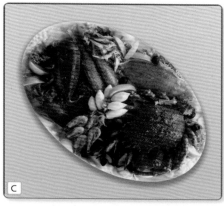

C

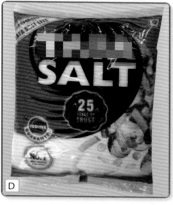

D

（A）甲状腺的位置；（B）甲状腺肿时出现甲状腺肿大；（C）海鲜：富含碘；（D）食用加碘盐有助于预防碘缺乏。

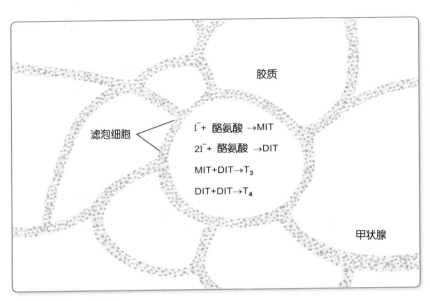

流程图 22.1　甲状腺激素的合成

正常妊娠期甲状腺功能改变	
生理性改变	甲状腺功能改变结果
血雌激素水平增加	甲状腺激素转运蛋白（血 TBG）水平增高
血 TBG 增加	总 T_4、T_3 增加
hCG 水平增加	刺激引起甲状腺产生增加 T_4、T_3 相反，血 TSH 浓度下降
碘排出增加	饮食中 I^- 需要量增加（I^- 缺乏地区，激素合成减少，导致甲状腺肿）
胎盘产生 Ⅲ 类脱碘酶增加	T_4、T_3 降解增加 T_4、T_3 需要增加 甲状腺体积代偿性增大

正常妊娠期甲状腺功能检测

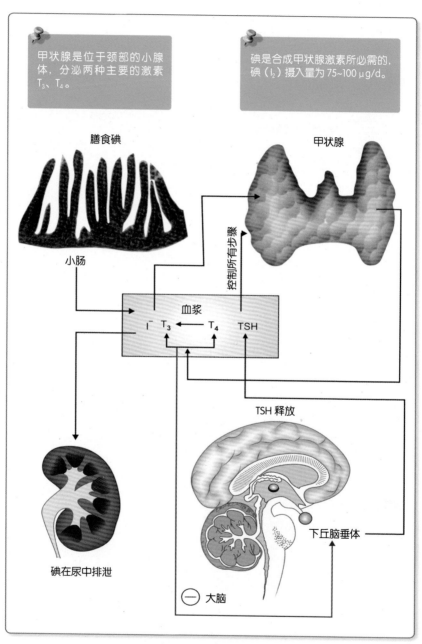

甲状腺是位于颈部的小腺体，分泌两种主要的激素 T_3、T_4。

碘是合成甲状腺激素所必需的，碘（I_2）摄入量为 75~100 μg/d。

膳食碘

甲状腺

小肠

控制所有步骤

血浆

I^-　T_3 ← T_4　TSH

TSH 释放

碘在尿中排泄

下丘脑垂体

— 大脑

流程图 22.2　正常甲状腺生理学

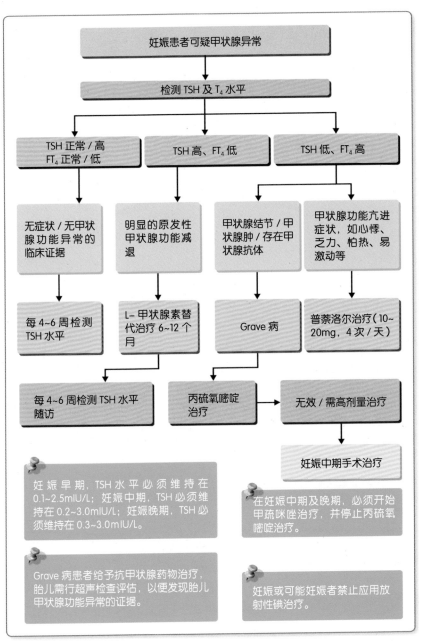

流程图 22.3　妊娠期甲状腺疾病的治疗

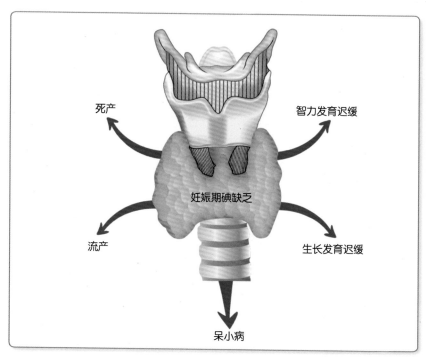

流程图 22.4   妊娠期碘缺乏的后果

碘缺乏性疾病的表现	
疾病	症状
甲状腺肿	甲状腺轻度肿大（1 度） 甲状腺中度肿大（2 度） 甲状腺重度肿大（3 度） 多发结节性甲状腺肿
甲状腺功能低下症状	临床症状（声音嘶哑、代谢率降低、胫前黏液性水肿等）
生长与智力发育迟缓	智力发育迟缓、生长延迟、听力及语言缺陷、斜视、眼震等
神经型呆小病	严重心理及智力发育不良，痉挛状态，下肢、上肢及躯干肌无力等

碘缺乏性疾病及其症状

第23章

妊娠期疟疾

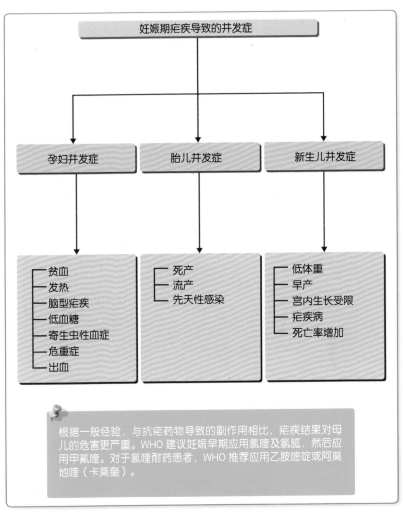

妊娠期疟疾导致的并发症

孕妇并发症　　胎儿并发症　　新生儿并发症

孕妇并发症：
- 贫血
- 发热
- 脑型疟疾
- 低血糖
- 寄生虫性血症
- 危重症
- 出血

胎儿并发症：
- 死产
- 流产
- 先天性感染

新生儿并发症：
- 低体重
- 早产
- 宫内生长受限
- 疟疾病
- 死亡率增加

根据一般经验，与抗疟药物导致的副作用相比，疟疾结果对母儿的危害更严重。WHO 建议妊娠早期应用氯喹及氯胍，然后应用甲氟喹。对于氯喹耐药患者，WHO 推荐应用乙胺嘧啶或阿莫地喹（卡莫奎）。

流程图 23.1　妊娠期疟疾的并发症

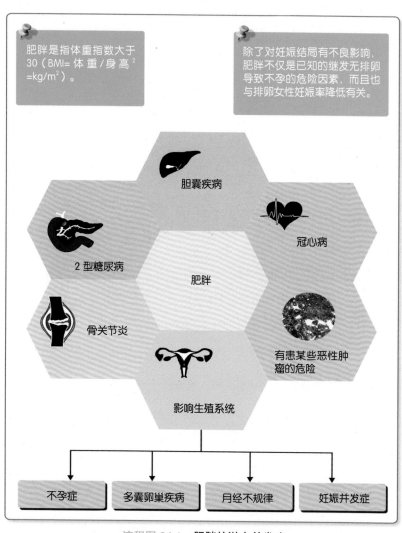

肥胖是指体重指数大于 30 （BMI= 体重 / 身高^2 =kg/m^2）。

除了对妊娠结局有不良影响，肥胖不仅是已知的继发无排卵导致不孕的危险因素，而且也与排卵女性妊娠率降低有关。

胆囊疾病

冠心病

2 型糖尿病

肥胖

骨关节炎

有患某些恶性肿瘤的危险

影响生殖系统

不孕症

多囊卵巢疾病

月经不规律

妊娠并发症

流程图 24.1　肥胖的潜在并发症

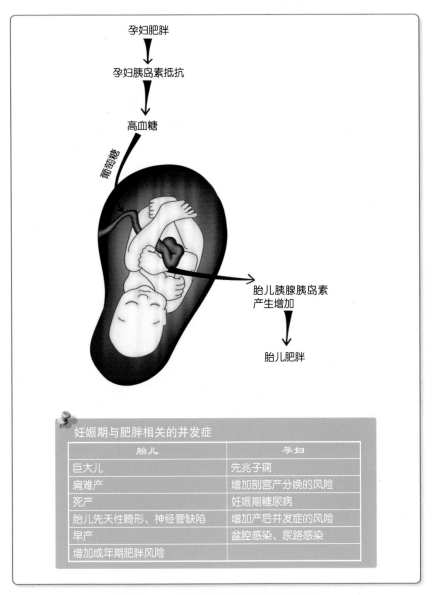

孕妇肥胖

孕妇胰岛素抵抗

高血糖

葡萄糖

胎儿胰腺胰岛素
产生增加

胎儿肥胖

妊娠期与肥胖相关的并发症	
胎儿	孕妇
巨大儿	先兆子痫
肩难产	增加剖宫产分娩的风险
死产	妊娠期糖尿病
胎儿先天性畸形、神经管缺陷	增加产后并发症的风险
早产	盆腔感染、尿路感染
增加成年期肥胖风险	

流程图 24.2　孕妇肥胖导致胎儿出现肥胖

第1部分 产科学

第5篇 产后期

第25章

产后出血

定义：
产后出血（PPH）定义为分娩后 24 小时内至产后 6 周，生殖道出血量超过 500mL。PPH
分为两类：原发性和继发性产后出血。
WHO 将产后出血定义为阴道分娩后 24 小时内，阴道出血量≥500mL，或剖宫产分娩后
出血量超过 1000mL。

产后出血的定义

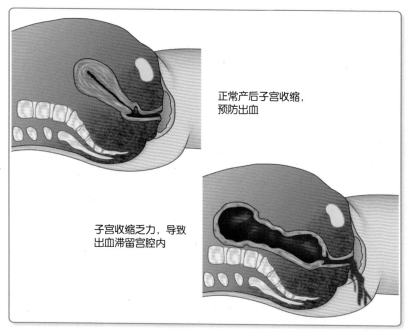

正常产后子宫收缩，
预防出血

子宫收缩乏力，导致
出血滞留宫腔内

子宫收缩乏力出血的机制

各种宫缩剂用于控制产后出血

药物	剂量	副作用	禁忌证
催产素 20IU 加生理盐水 1L 可能导致水中毒，无恶心	20IU 加生理盐水 1L 可静脉输注，滴速为 125mL/h	大剂量时可导致水中毒、恶心	无
甲麦角新碱（甲基麦角新碱）	0.25mg 肌内注射或静脉输注	恶心、呕吐、高血压，如果在胎盘剥离前给予，可导致胎盘滞留	高血压、心脏病
卡孕栓（15-甲基 PGF 2α）	250μg 肌内注射，间隔 15 分钟重复，最多应用 8 剂	腹泻、呕吐、脸红、发热、高血压、支气管痉挛等	有明显的肺部疾病、心脏病、肝病或肾脏疾病者
米索前列醇	600~1000μg 纳肛或口服，剂量与频率尚无标准	腹泻、发热（>40℃）	有明显的肺部疾病、心脏病、肝病或肾脏疾病者

宫缩剂用于治疗产后出血

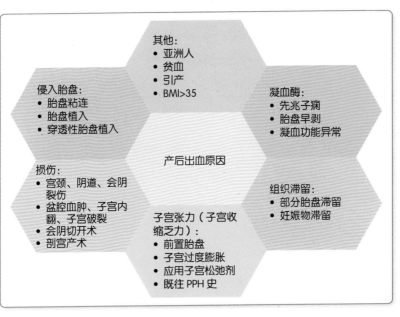

产后出血的各种病因

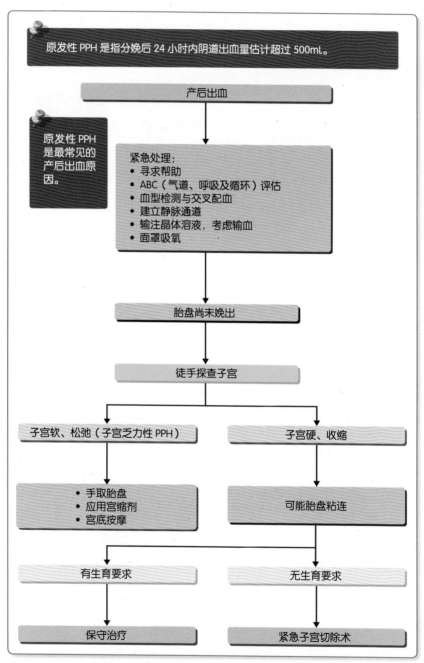

流程图 25.1   胎盘尚未娩出时，原发性 PPH 的治疗

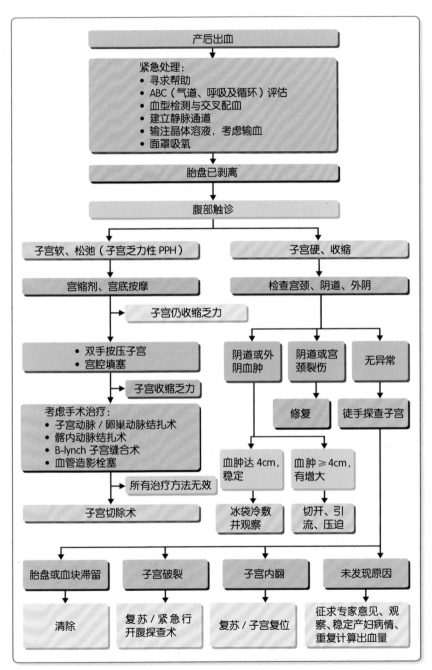

流程图 25.2　胎盘娩出后，原发性 PPH 的处理

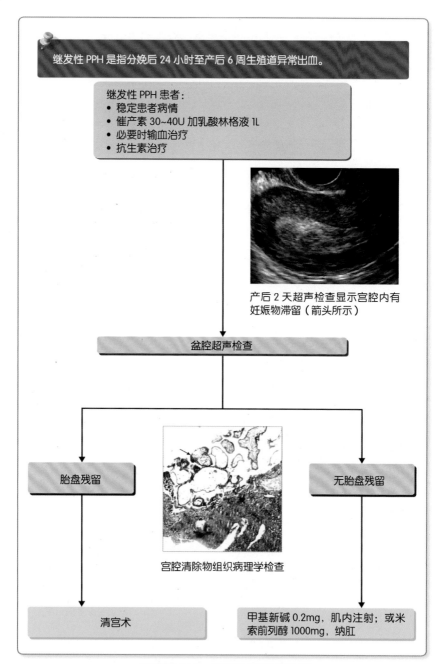

继发性 PPH 是指分娩后 24 小时至产后 6 周生殖道异常出血。

继发性 PPH 患者：
- 稳定患者病情
- 催产素 30~40U 加乳酸林格液 1L
- 必要时输血治疗
- 抗生素治疗

产后 2 天超声检查显示宫腔内有妊娠物滞留（箭头所示）

盆腔超声检查

胎盘残留

无胎盘残留

宫腔清除物组织病理学检查

清宫术

甲基新碱 0.2mg，肌内注射；或米索前列醇 1000mg，纳肛

流程图 25.3　继发性 PPH 的治疗

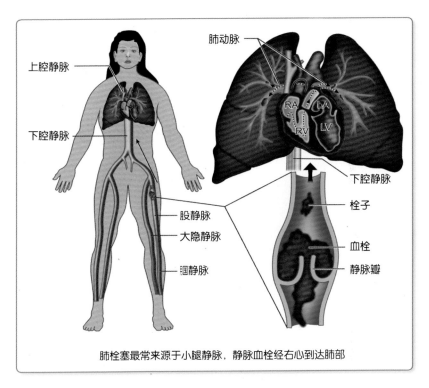

肺栓塞最常来源于小腿静脉，静脉血栓经右心到达肺部

肺栓塞的发病机制

缩写：RA：右心房；RV：右心室；LA：左心房；LV：左心室

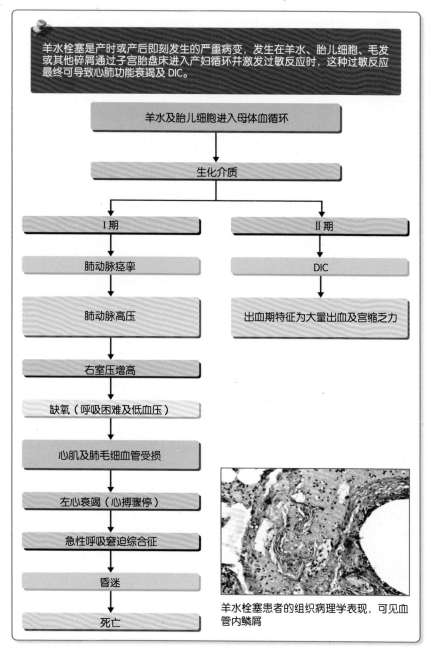

羊水栓塞是产时或产后即刻发生的严重病变，发生在羊水、胎儿细胞、毛发或其他碎屑通过子宫胎盘床进入产妇循环并激发过敏反应时，这种过敏反应最终可导致心肺功能衰竭及 DIC。

羊水及胎儿细胞进入母体血循环

生化介质

| Ⅰ期 | Ⅱ期 |

肺动脉痉挛

肺动脉高压

右室压增高

缺氧（呼吸困难及低血压）

心肌及肺毛细血管受损

左心衰竭（心搏骤停）

急性呼吸窘迫综合征

昏迷

死亡

DIC

出血期特征为大量出血及宫缩乏力

羊水栓塞患者的组织病理学表现，可见血管内鳞屑

流程图 26.1　羊水栓塞的病理生理学

第 2 部分　妇科学

第 6 篇　总论

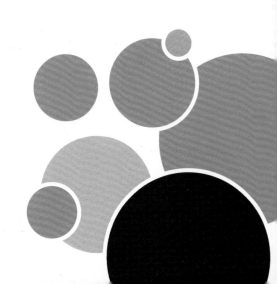

第 27 章　常规妇科检查

　常规妇科检查

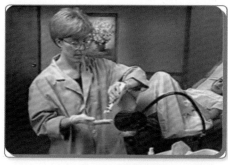

阴道检查前使用水基
不油腻的润滑剂

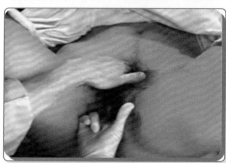

双合诊检查

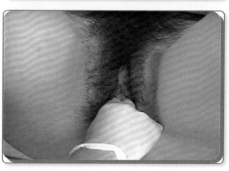

双指阴道检查

112

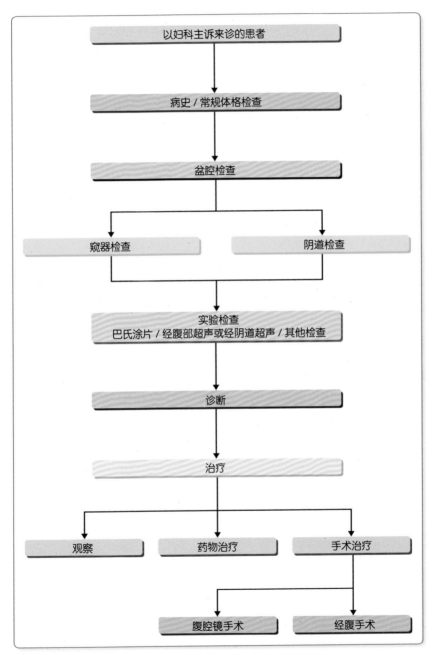

流程图 27.1　以妇科主诉来诊的患者的处理

第 2 部分　妇科学

第 7 篇　月经异常

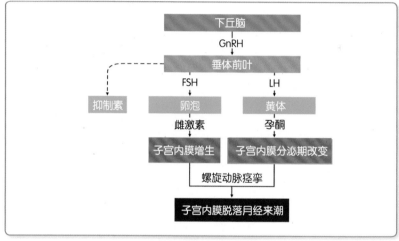

正常月经的病理生理学

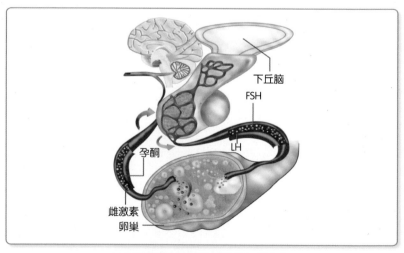

月经周期中下丘脑垂体的正常变化

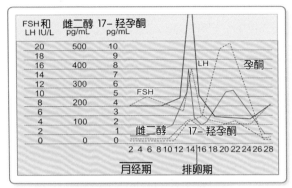

月经周期不同阶段各种激素水平

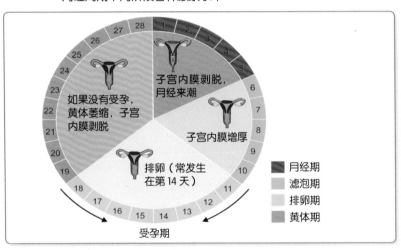

月经周期不同阶段与妊娠的关系

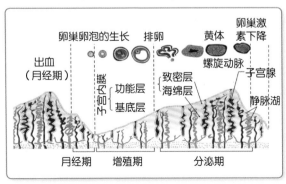

与月经周期各个阶段相对应的子宫内膜分期

正常和异常月经参数

参数	正常	异常
持续时间	4~6 天	< 2 天或 > 7 天
出血量	30~80mL	< 30 mL 或 > 80mL
间隔时间	24~35 天	< 21 天或 > 35 天

正常和异常出血的不同参数

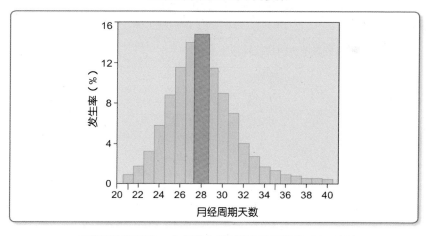

异常出血的标准：大多数女性正常月经周期为 28 ± 7 天

异常子宫出血（AUB）相关术语

术语	定义
月经过多	周期规律，经期延长或经量过多（>80mL）
月经频发	周期规律，但周期 < 21 天
月经稀发	月经稀少，周期 > 35 天
闭经	≥ 6 个月无月经
经间期出血(点滴出血)	月经周期规律，经间期出血，出血量不等
月经过多	同时存在子宫不规则出血和月经过多，表现为出血时间长或量多（>80mL），周期不规律
子宫不规则出血	不规律、频发的子宫出血，出血量不等，但量不会过多，周期不规律
月经过少	月经量少

异常子宫出血相关术语

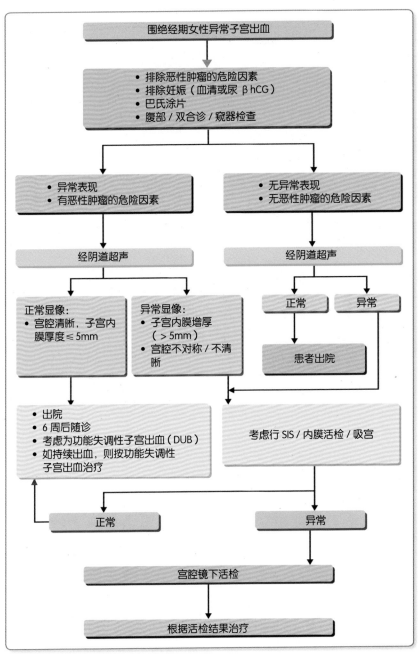

流程图 28.1　**异常子宫出血（围绝经期女性）的处理**

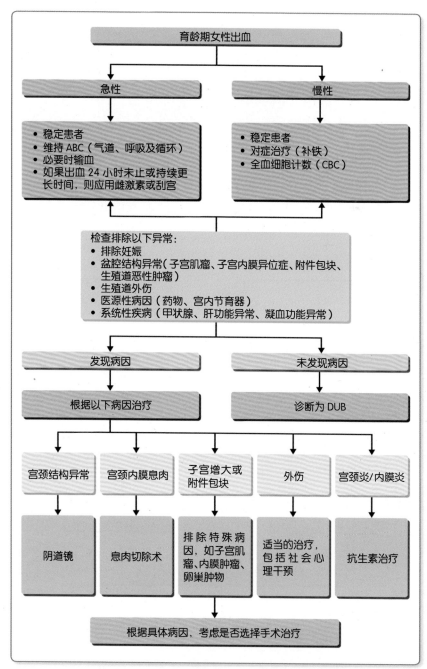

流程图 28.2　**异常子宫出血（育龄期女性）的处理**

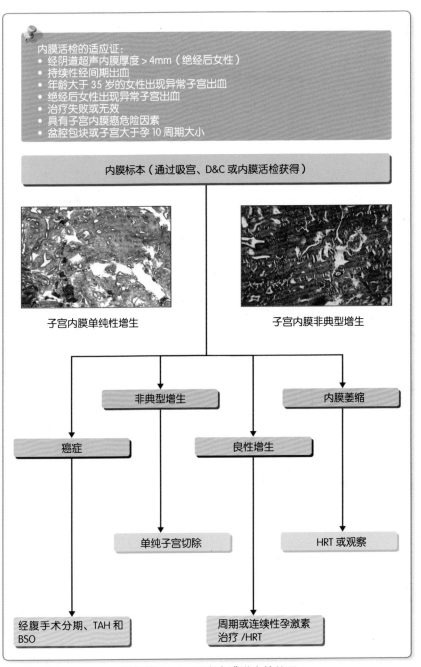

流程图 28.3　子宫内膜增生的处理

第29章

功能失调性子宫出血

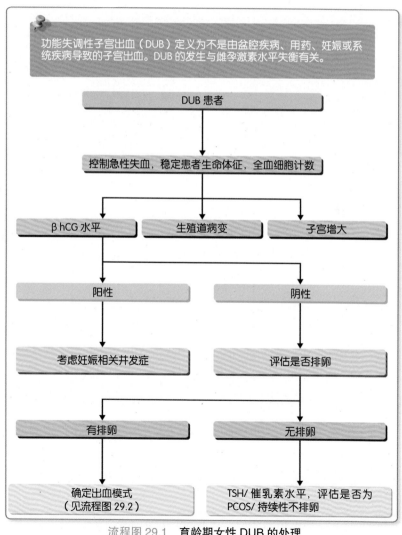

功能失调性子宫出血（DUB）定义为不是由盆腔疾病、用药、妊娠或系统疾病导致的子宫出血。DUB 的发生与雌孕激素水平失衡有关。

DUB 患者

控制急性失血，稳定患者生命体征，全血细胞计数

β hCG 水平　　　生殖道病变　　　子宫增大

阳性　　　　　　　　　阴性

考虑妊娠相关并发症　　　评估是否排卵

有排卵　　　　　　　　无排卵

确定出血模式
（见流程图 29.2）

TSH/ 催乳素水平，评估是否为
PCOS/ 持续性不排卵

流程图 29.1　育龄期女性 DUB 的处理

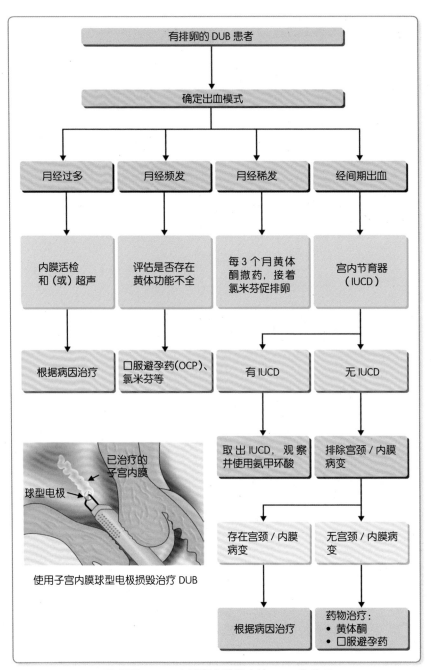

流程图 29.2　育龄期有排卵女性 DUB 的处理

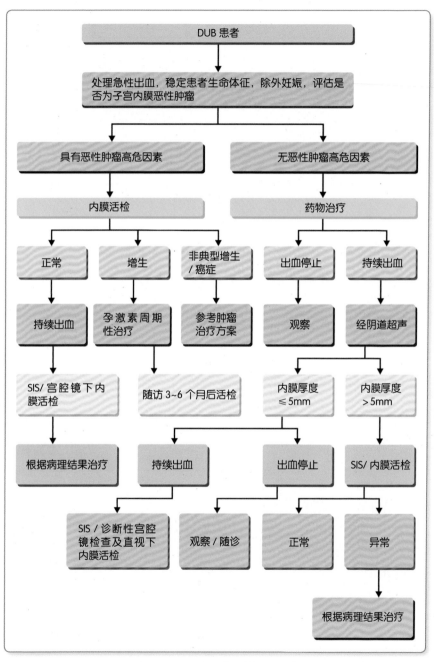

流程图 29.3 围绝经期女性 DUB 的处理

第2部分 妇科学

第8篇 良性肿瘤

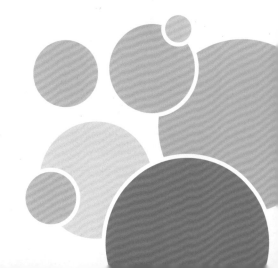

第30章 子宫肌瘤

子宫肌瘤

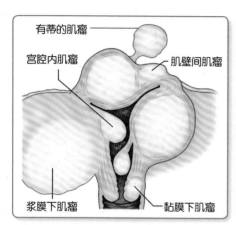

不同类型子宫肌瘤示意图

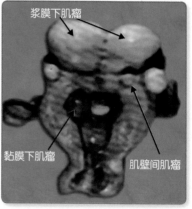

子宫切除标本显示的不同类型
子宫肌瘤

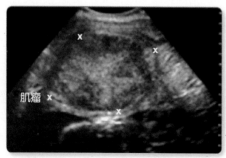

肌壁间肌瘤超声表现

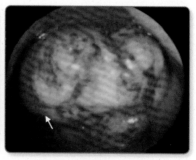

宫腔镜下黏膜下肌瘤表现
（箭头所示）

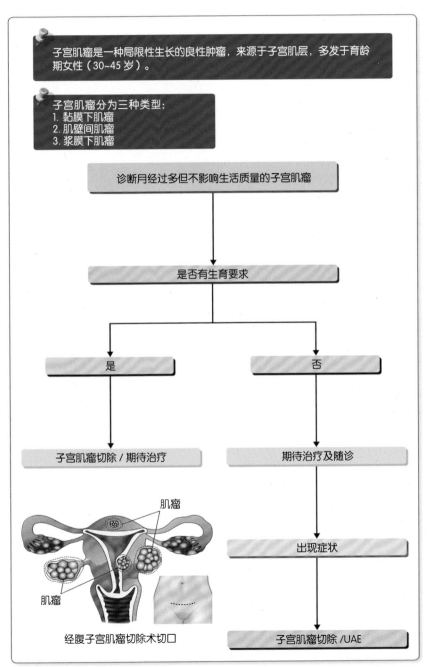

子宫肌瘤是一种局限性生长的良性肿瘤，来源于子宫肌层，多发于育龄期女性（30~45 岁）。

子宫肌瘤分为三种类型：
1. 黏膜下肌瘤
2. 肌壁间肌瘤
3. 浆膜下肌瘤

诊断月经过多但不影响生活质量的子宫肌瘤

是否有生育要求

是　　　　　否

子宫肌瘤切除 / 期待治疗　　　　　期待治疗及随诊

肌瘤

肌瘤

经腹子宫肌瘤切除术切口

出现症状

子宫肌瘤切除 /UAE

流程图 30.1　月经过多但不影响生活质量的子宫肌瘤患者的处理计划

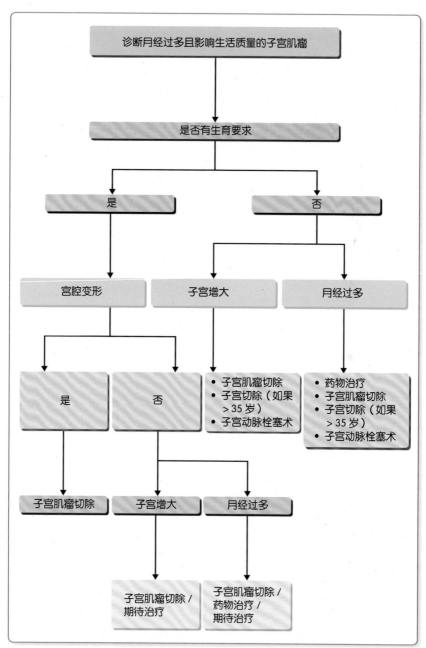

流程图 30.2　月经过多且影响生活质量的子宫肌瘤患者的处理计划

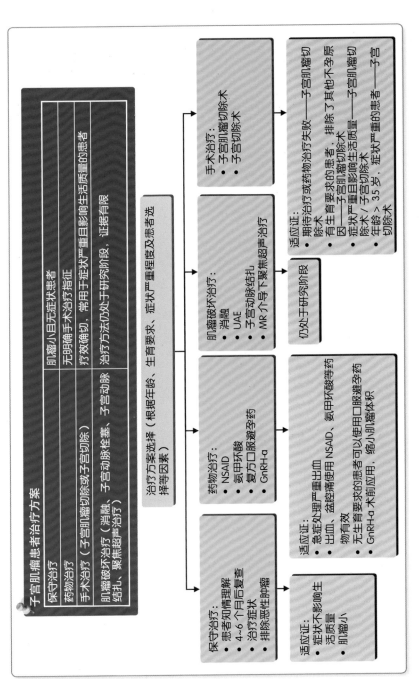

流程图 30.3　子宫肌瘤患者的治疗方案

第 2 部分　妇科学

第 9 篇　妊娠期感染

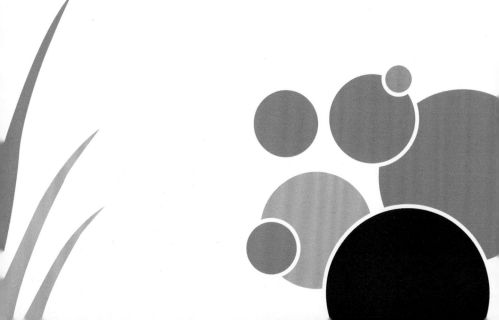

常见阴道炎的基本特征

诊断依据	细菌性阴道病	外阴阴道假丝酵母菌病	滴虫病
症状与体征	分泌物稀薄，灰白色，鱼腥味，性交后异味加重，分泌物均匀，黏附于阴道壁上	分泌物稠厚，白色（豆腐渣样），无异味	分泌物多，有恶臭味，黄绿色（或无色），瘙痒和阴道刺激症状，排尿痛，20%～50%的患者无症状
体格检查	阴道黏膜外观正常，灰白色分泌物黏附于阴道壁上	外阴阴道可见红斑、水肿、抓痕、稠厚、白色分泌物黏附于阴道壁上	外阴阴道红肿，25%的患者表现为"草莓样"宫颈，泡沫状、脓性分泌物
阴道pH值（正常≤4.5）	升高（＞4.5）	正常	升高（＞4.5）
显微镜下阴道分泌物湿片和KOH涂片表现	"线索细胞"（阴道上皮细胞边缘黏附球杆菌），偶有曲杆状活动的球杆菌，属于动弯杆菌属	假菌丝，菌丝缠结或芽殖酵母细胞	活动的滴虫，许多单核细胞
胺臭味试验（正常=无异味）	阳性	阴性	可能阳性
其他试验	90%的患者Amsel临床诊断标准阳性	显微镜下KOH涂片，革兰染色，培养	DNA探针检测：敏感性90%，特异性99.8% 培养：敏感性98%，特异性100%

常见阴道炎的基本特征

Source: (1) Carr PL, Felsenstein D, Friedman RH. Evaluation and managment of vaginitis. J Gen Intern Med. 1998;13:335–46. (2) Sobel JD. Vaginitis. N Engl J Med. 1997;337:1896–903.

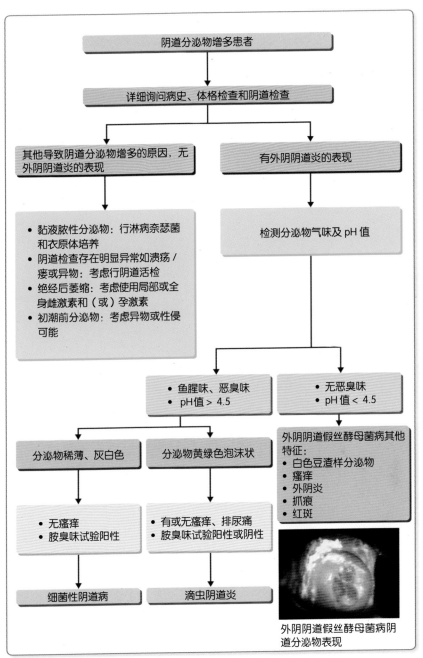

流程图 31.1　阴道分泌物增多患者的处理计划

第 2 部分　妇科学

第 10 篇　生殖道恶性肿瘤

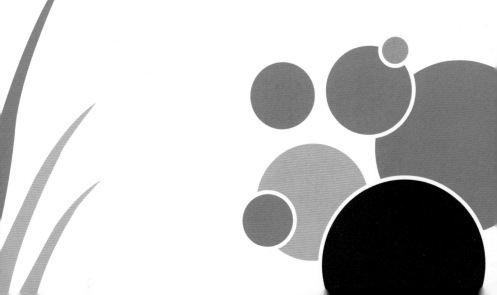

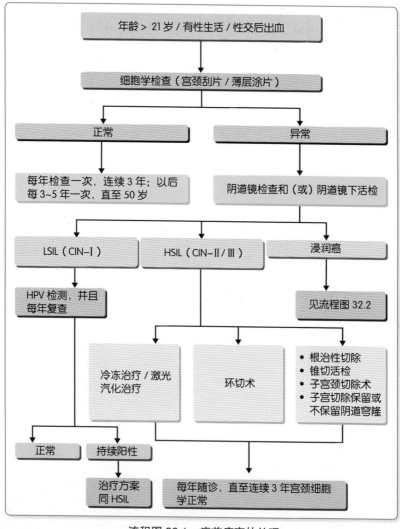

年龄 > 21 岁 / 有性生活 / 性交后出血

细胞学检查（宫颈刮片 / 薄层涂片）

正常

异常

每年检查一次，连续 3 年；以后每 3~5 年一次，直至 50 岁

阴道镜检查和（或）阴道镜下活检

LSIL（CIN-I）

HSIL（CIN-II/III）

浸润癌

HPV 检测，并且每年复查

见流程图 32.2

冷冻治疗 / 激光汽化治疗

环切术

- 根治性切除
- 锥切活检
- 子宫颈切除术
- 子宫切除保留或不保留阴道穹隆

正常

持续阳性

治疗方案同 HSIL

每年随诊，直至连续 3 年宫颈细胞学正常

流程图 32.1 癌前病变的处理

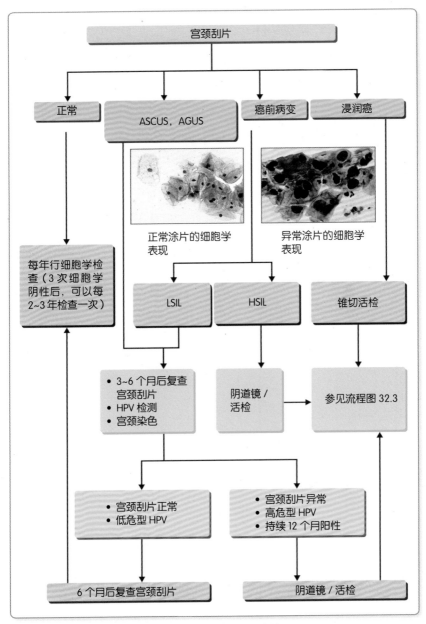

流程图 32.2　宫颈刮片异常的处理

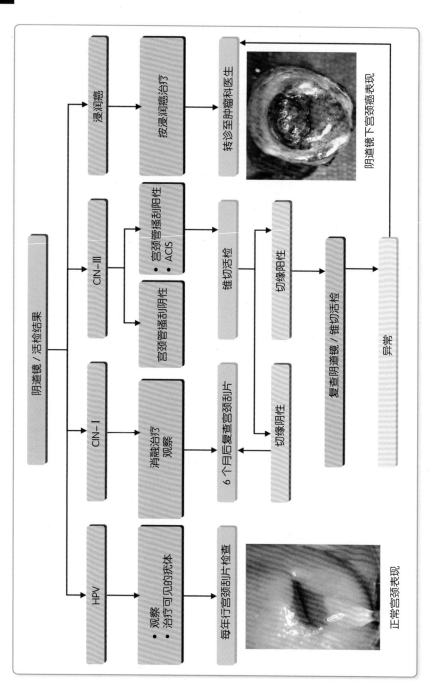

流程图 32.3   阴道镜异常的处理

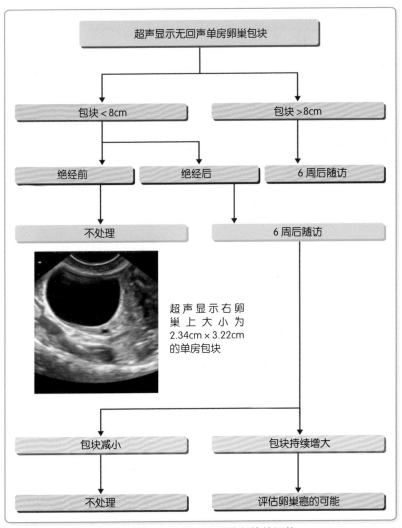

流程图 33.1　无回声附件包块的评估

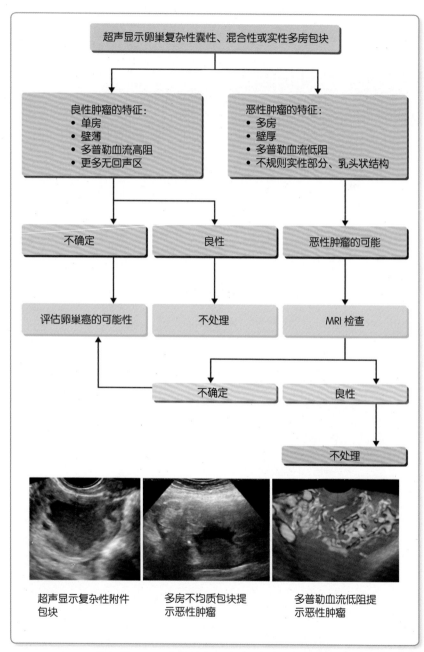

流程图 33.2　复杂性囊性或实性附件包块的评估

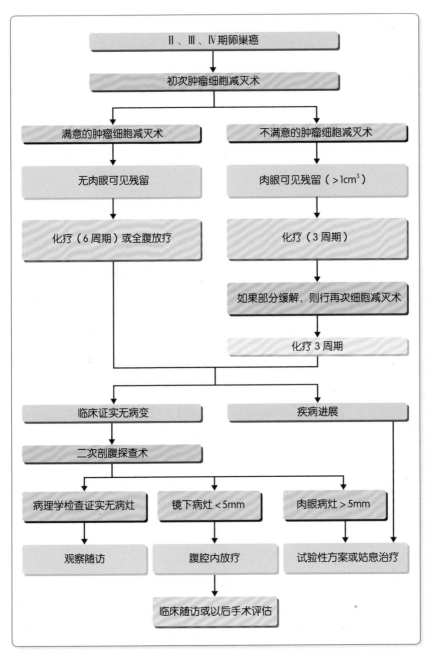

流程图 33.3　晚期卵巢上皮癌的治疗方案

第 2 部分　妇科学

第 11 篇　疼痛

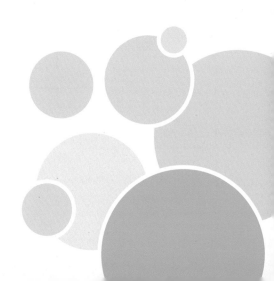

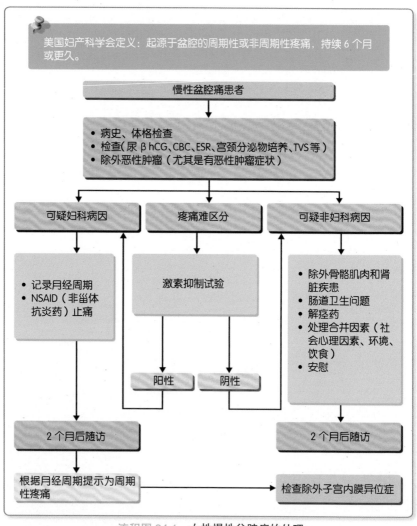

美国妇产科学会定义：起源于盆腔的周期性或非周期性疼痛，持续 6 个月或更久。

慢性盆腔痛患者

- 病史、体格检查
- 检查(尿 β hCG、CBC、ESR、宫颈分泌物培养、TVS 等)
- 除外恶性肿瘤（尤其是有恶性肿瘤症状）

可疑妇科病因　　疼痛难区分　　可疑非妇科病因

- 记录月经周期
- NSAID（非甾体抗炎药）止痛

激素抑制试验

- 除外骨骼肌肉和肾脏疾患
- 肠道卫生问题
- 解痉药
- 处理合并因素（社会心理因素、环境、饮食）
- 安慰

阳性　　阴性

2 个月后随访　　2 个月后随访

根据月经周期提示为周期性疼痛　　检查除外子宫内膜异位症

流程图 34.1　女性慢性盆腔痛的处理

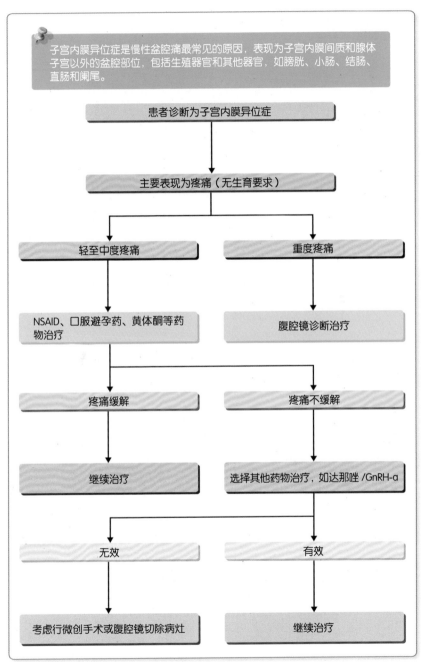

子宫内膜异位症是慢性盆腔痛最常见的原因，表现为子宫内膜间质和腺体子宫以外的盆腔部位，包括生殖器官和其他器官，如膀胱、小肠、结肠、直肠和阑尾。

患者诊断为子宫内膜异位症

主要表现为疼痛（无生育要求）

轻至中度疼痛　　　　　　　　重度疼痛

NSAID、口服避孕药、黄体酮等药物治疗　　　　　　腹腔镜诊断治疗

疼痛缓解　　　　　　　　疼痛不缓解

继续治疗　　　　选择其他药物治疗，如达那唑 /GnRH-a

无效　　　　　　　　　　有效

考虑行微创手术或腹腔镜切除病灶　　　　　　继续治疗

流程图 34.2　主诉疼痛的子宫内膜异位症患者的治疗

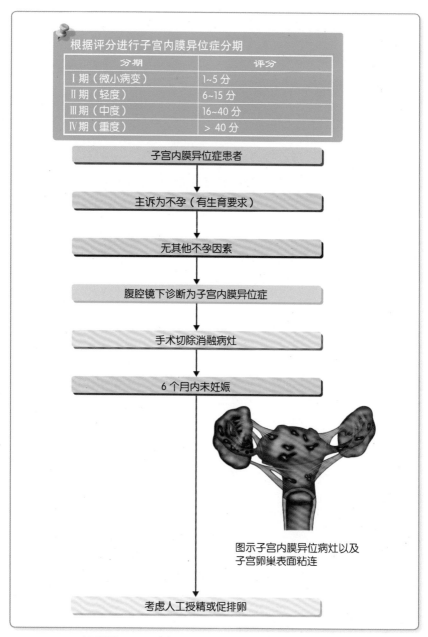

根据评分进行子宫内膜异位症分期

分期	评分
Ⅰ期（微小病变）	1~5分
Ⅱ期（轻度）	6~15分
Ⅲ期（中度）	16~40分
Ⅳ期（重度）	>40分

子宫内膜异位症患者

主诉为不孕（有生育要求）

无其他不孕因素

腹腔镜下诊断为子宫内膜异位症

手术切除消融病灶

6个月内未妊娠

图示子宫内膜异位病灶以及
子宫卵巢表面粘连

考虑人工授精或促排卵

流程图34.3　主诉不孕的子宫内膜异位症患者的治疗

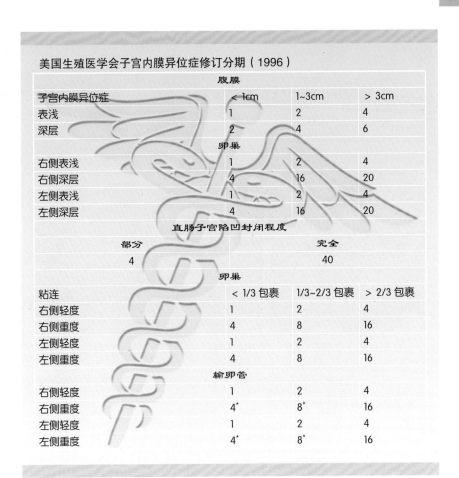

美国生殖医学会子宫内膜异位症修订分期（1996）			
腹膜			
子宫内膜异位症	< 1cm	1~3cm	> 3cm
表浅	1	2	4
深层	2	4	6
卵巢			
右侧表浅	1	2	4
右侧深层	4	16	20
左侧表浅	1	2	4
左侧深层	4	16	20
直肠子宫陷凹封闭程度			
部分		完全	
4		40	
卵巢			
粘连	< 1/3 包裹	1/3~2/3 包裹	> 2/3 包裹
右侧轻度	1	2	4
右侧重度	4	8	16
左侧轻度	1	2	4
左侧重度	4	8	16
输卵管			
右侧轻度	1	2	4
右侧重度	4*	8*	16
左侧轻度	1	2	4
左侧重度	4*	8*	16

*如果输卵管伞端完全粘连，评 16 分

美国生殖医学会修订子宫内膜异位症分期

Source: Revised American Society for Reproductive Medicine classification of endometriosis: 1996. Fertil Steril. 1997; 67:817–21.

第35章

异位妊娠

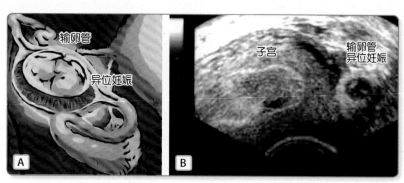

（A）图片显示了异位妊娠，即宫腔外妊娠；（B）超声显示左输卵管异位妊娠

异位妊娠经阴道超声诊断标准	
类型	经阴道超声表现
1A	边界清晰的输卵管妊娠囊可见胎心
1B	边界清晰的输卵管妊娠囊未见胎心
2	输卵管边界不清的包块
3	盆腔游离液，子宫内无妊娠囊，无附件包块

异位妊娠经阴道超声诊断标准

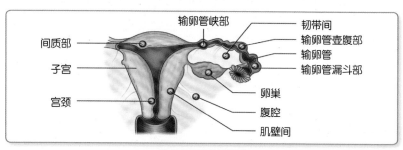

异位妊娠常见部位

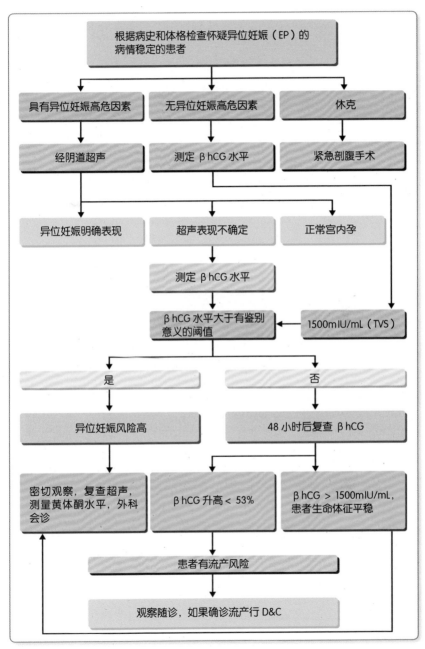

流程图 35.1　病情稳定的可疑异位妊娠患者的处理

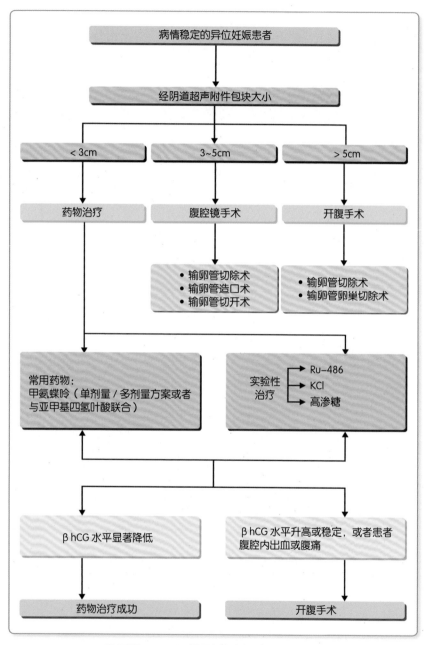

流程图 35.2　可疑异位妊娠患者的治疗方案

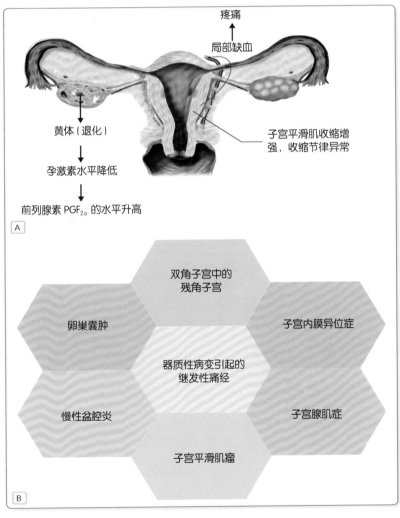

（A）原发性痛经的发生机制；（B）继发性痛经的原因

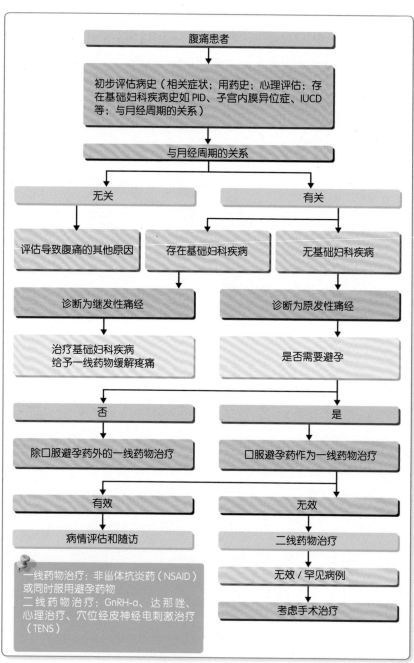

腹痛患者

初步评估病史（相关症状；用药史；心理评估；存在基础妇科疾病史如 PID、子宫内膜异位症、IUCD 等；与月经周期的关系）

与月经周期的关系

无关

有关

评估导致腹痛的其他原因

存在基础妇科疾病

无基础妇科疾病

诊断为继发性痛经

诊断为原发性痛经

治疗基础妇科疾病
给予一线药物缓解疼痛

是否需要避孕

否

是

除口服避孕药外的一线药物治疗

口服避孕药作为一线药物治疗

有效

无效

病情评估和随访

二线药物治疗

一线药物治疗：非甾体抗炎药（NSAID）或同时服用避孕药物
二线药物治疗：GnRH-α、达那唑、心理治疗、穴位经皮神经电刺激治疗（TENS）

无效 / 罕见病例

考虑手术治疗

流程图 36.1 痛经的治疗

第 2 部分　妇科学

第 12 篇　受孕异常

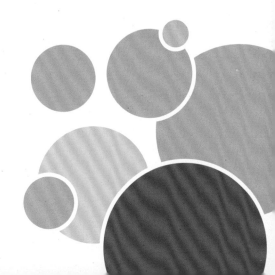

定义：
35 岁以下女性，1 年未采取任何避孕措施，性生活正常而没有成功妊娠；或 35 岁以上女性，6 个月未采取任何避孕措施，性生活正常而没有成功妊娠。

不孕症的定义

不孕症原因

不孕症原因	比例
女方因素	30%
男方因素	30%
双方因素	30%
不明原因	10%

不孕症的原因

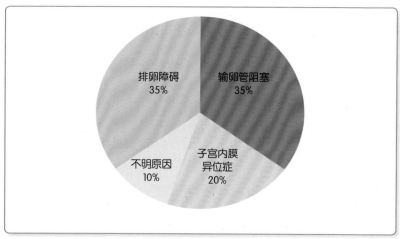

不孕症的女方因素

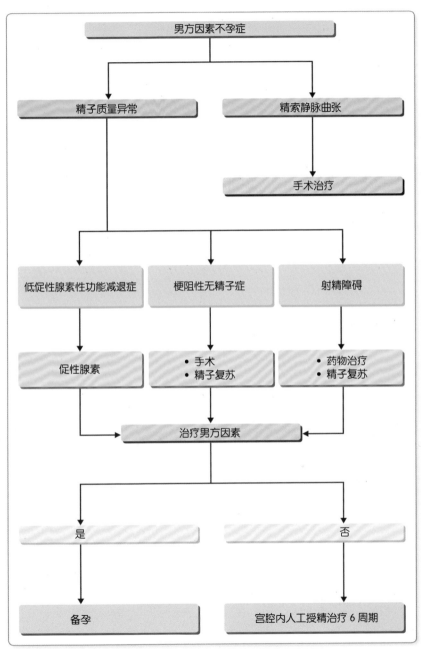

流程图 37.1　不孕症男方因素的治疗

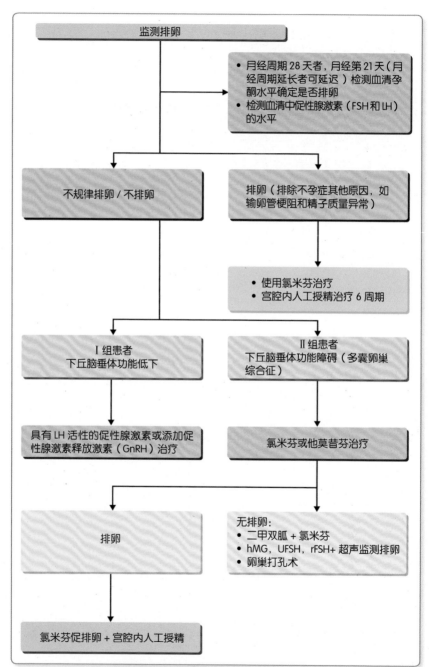

流程图 37.2　排卵障碍导致不孕症的治疗

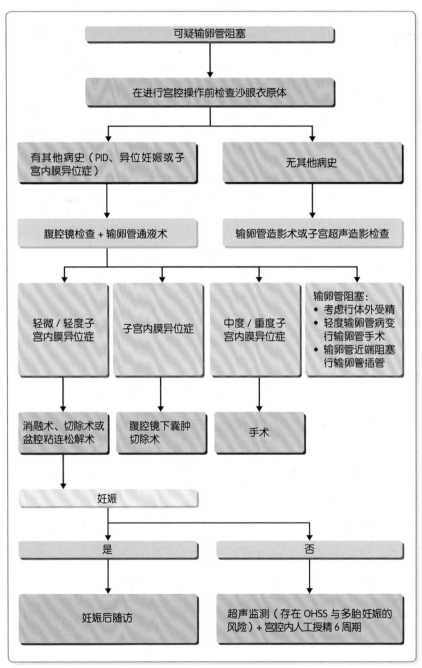

流程图 37.3 输卵管疾病的治疗

闭经表现为无周期性月经，分为两种类型：原发性和继发性。原发性闭经指女性从来没有月经来潮。继发性闭经指正常月经建立后月经停止 6 个月，或按自身原有月经周期计算停止 3 个周期以上者。

原发性闭经的定义：
- 年龄 14 岁，无月经来潮，伴无体格生长与第二性征发育
- 或年龄 16 岁，无月经来潮，伴第二性征已发育

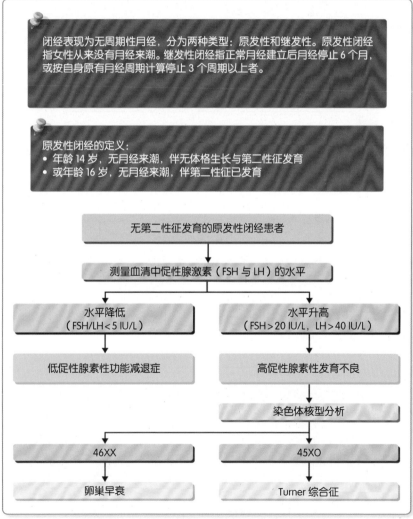

无第二性征发育的原发性闭经患者

测量血清中促性腺激素（FSH 与 LH）的水平

水平降低 （FSH/LH < 5 IU/L）	水平升高 （FSH > 20 IU/L，LH > 40 IU/L）
低促性腺素性功能减退症	高促性腺素性发育不良

染色体核型分析

46XX	45XO
卵巢早衰	Turner 综合征

流程图 38.1　无第二性征发育的原发性闭经患者的评估

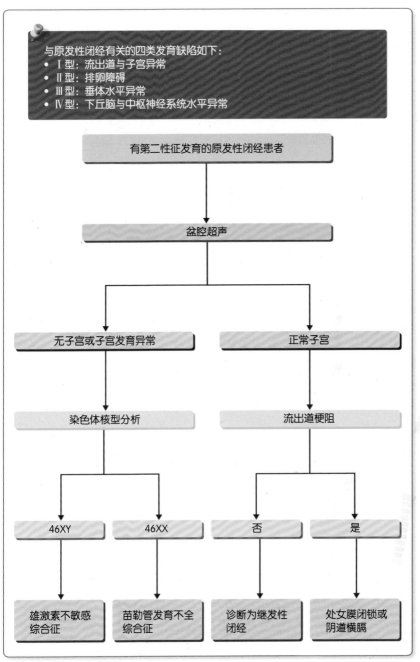

与原发性闭经有关的四类发育缺陷如下：
- Ⅰ型：流出道与子宫异常
- Ⅱ型：排卵障碍
- Ⅲ型：垂体水平异常
- Ⅳ型：下丘脑与中枢神经系统水平异常

有第二性征发育的原发性闭经患者

盆腔超声

无子宫或子宫发育异常 —— 正常子宫

染色体核型分析 —— 流出道梗阻

46XY —— 46XX —— 否 —— 是

雄激素不敏感综合征 —— 苗勒管发育不全综合征 —— 诊断为继发性闭经 —— 处女膜闭锁或阴道横膈

流程图 38.2　第二性征发育的原发性闭经患者的评估

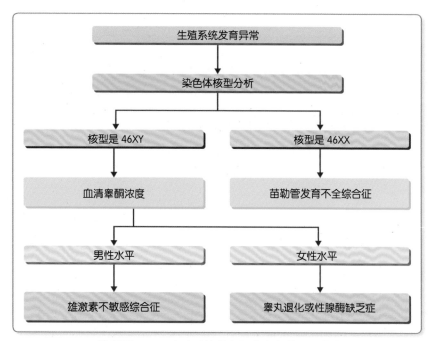

流程图 38.3　生殖系统发育异常患者的处理方案

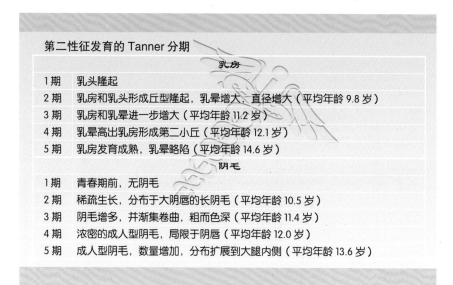

第二性征发育的 Tanner 分期

乳房

1 期	乳头隆起
2 期	乳房和乳头形成丘型隆起，乳晕增大，直径增大（平均年龄 9.8 岁）
3 期	乳房和乳晕进一步增大（平均年龄 11.2 岁）
4 期	乳晕高出乳房形成第二小丘（平均年龄 12.1 岁）
5 期	乳房发育成熟，乳晕略陷（平均年龄 14.6 岁）

阴毛

1 期	青春期前，无阴毛
2 期	稀疏生长，分布于大阴唇的长阴毛（平均年龄 10.5 岁）
3 期	阴毛增多，并渐集卷曲，粗而色深（平均年龄 11.4 岁）
4 期	浓密的成人型阴毛，局限于阴唇（平均年龄 12.0 岁）
5 期	成人型阴毛，数量增加，分布扩展到大腿内侧（平均年龄 13.6 岁）

第二性征发育的 Tanner 分期

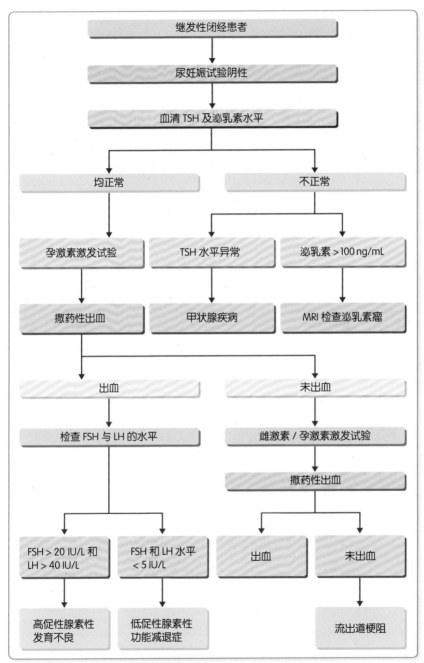

流程图 38.4 继发性闭经尿妊娠试验阴性患者的处理

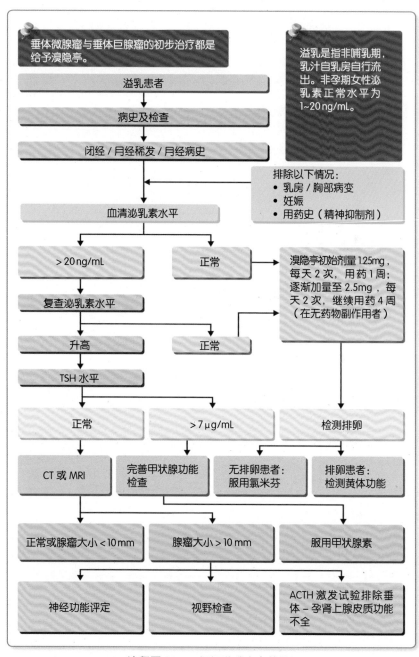

流程图 38.5　闭经溢乳患者的处理

第39章　多囊卵巢综合征

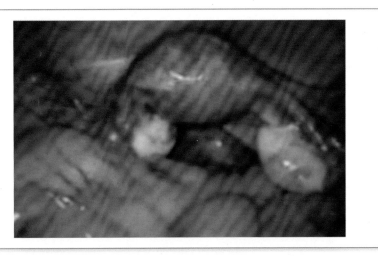

腹腔镜下观察双侧多囊卵巢

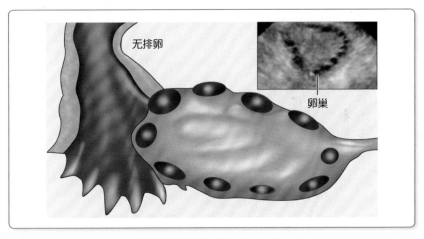

多囊卵巢（肉眼和超声）的比较

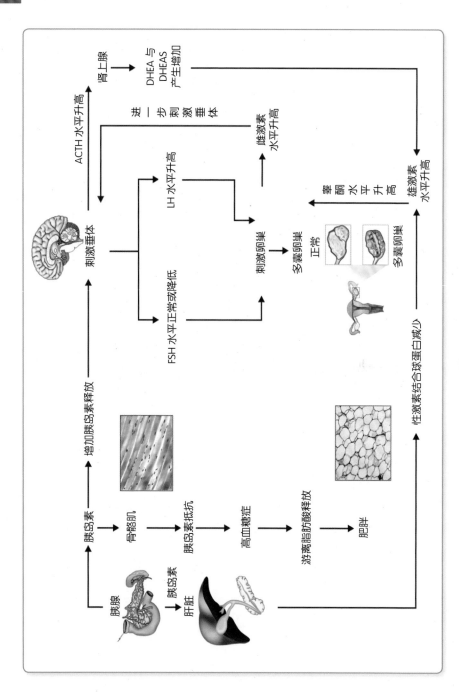

彩图图 30-1 多囊卵巢综合征病人发胖的重要发病机制

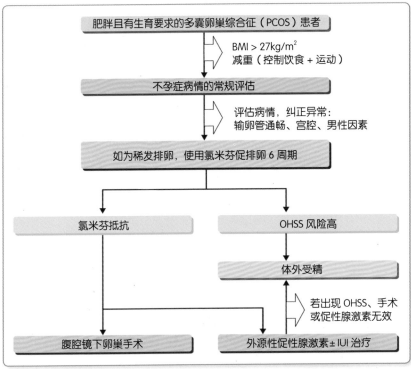

流程图 39.2 有生育要求的多囊卵巢综合征患者的治疗

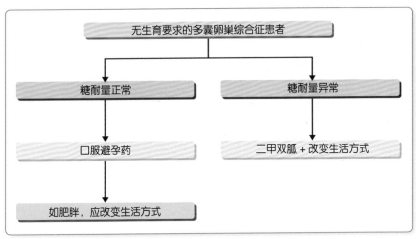

流程图 39.3 无生育要求的多囊卵巢综合征患者的治疗

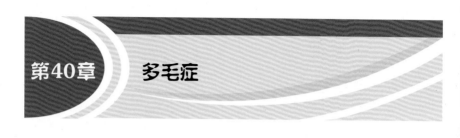

第40章　多毛症

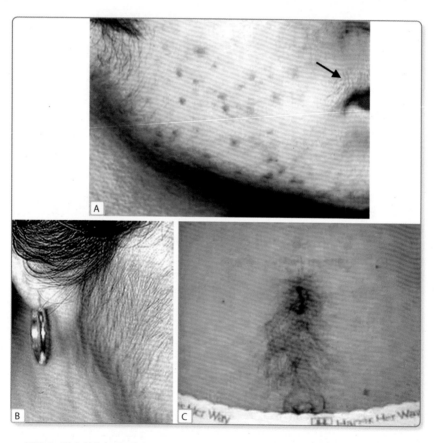

多毛症或过度生长的毛发：（A）在上唇；（B）在面颊侧面；（C）腹部毛发

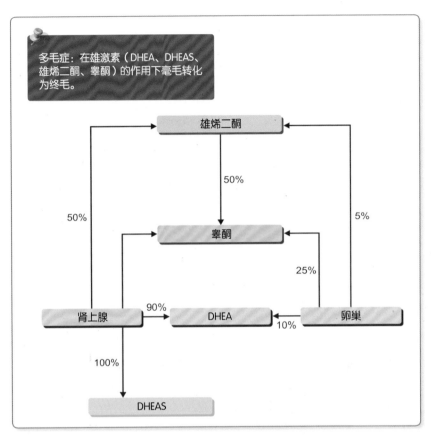

流程图 40.1 不同来源的雄激素的产生

多毛症的原因	
卵巢因素	多囊卵巢综合征（90%）、分泌雄激素的卵巢肿瘤、卵巢发育不全等
肾上腺因素	先天性肾上腺皮质增生症
其他因素	特发性疾病、胰岛素抵抗
药物因素	达那唑、甲氧氯普胺、甲基多巴、睾酮等

导致多毛症的多种原因

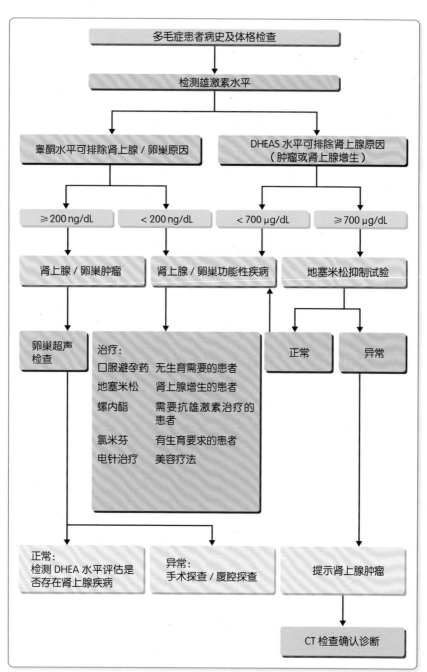

流程图 40.2　多毛症的处理

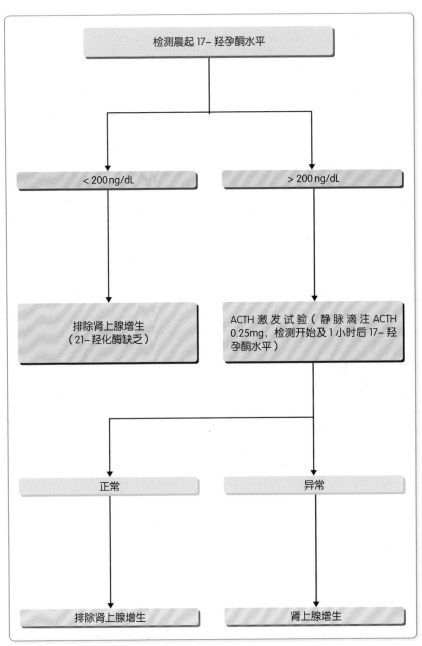

流程图 40.3　先天性肾上腺增生的诊断

索引